Diagnose Brustkrebs

Vorbeugung gegen Krebs und Rückfallvermeidung
mit gezielter Ernährung und Sport

Das Anti-Krebs-Buch mit vielen Tipps von
Claudia Priewasser

ISBN 978-3-200-04579-8

Inhaltsverzeichnis

Vorwort..8

Wozu ein Buch schreiben?...................................12

Die Ursachen meiner Erkrankung.......................16

Die Diagnose..17

Erste Veränderungen in den Lebensgewohnheiten..24

Starten Sie mit Sport!...28

Warum Sport?..30

Vorinformationen zu den einzelnen Lebensmitteln.34

Krebshemmende Lebensmittel...........................37

Paranüsse..38

Selen - was ist das?...39

Warum ist Selen so wichtig?..............................40

Curcuma - oft gesehen - nie gekauft.................42

Ingwer ist scharf auf Krebszellen!......................44

Weitere Gewürze...46

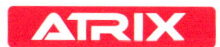

Die Ratschläge in diesem Buch wurden von der Autorin sorgfältig geprüft und erwogen, dennoch kann keine Garantie übernommen werden. Eine Haftung der Autorin oder des Vertreibers für Personen-, Sach- und Vermögensschäden ist ausgeschlossen!

Beachten Sie bitte unbedingt auf Seite 114 und 115 die mit ❗ gekennzeichneten Warnhinweise, speziell dann, wenn Sie unter medikamentöser Behandlung gegen **Asthma mit Theophyllin** oder in der Behandlung mit **Antidepressiva** (MAO-Hemmer) stehen!

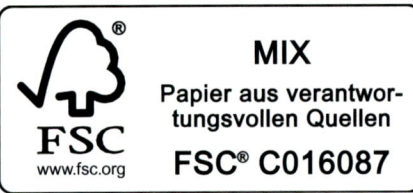

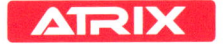

1. Auflage
Vollständige Taschenbuchausgabe Mai 2016
ATrix-Verlag e.U. Mattighofen/Österreich
Copyright © 2016 ATrix-Verlag e.U.
Fotos © Fotolia 2016, Kettler, Kyberg
Umsetzung und Gestaltung: ATrix-Verlag e.U.
Druck und Bindung: Buch- und Offsetdruckerei Häuser KG 50829 Köln
Printed in Germany
Internet: www.diagnosebrustkrebs.at
Mail: info@diagnosebrustkrebs.at

Aus Gründen der besseren Lesbarkeit wird auf die gleichzeitige Verwendung männlicher und weiblicher Sprachformen verzichtet.

Petersilie und Sellerie..48

Knoblauch..50

Brokkoli..54

Brokkolisprossen...56

Meerrettich (Kren)...58

Kohlrabi..60

Rosenkohl..62

Meine Brokkolisuppe..64

Effektivität in der Anwendung..................................66

Brunnenkresse..68

Rote Bete...70

Tomaten...72

Granatapfel..76

Mango...78

Himbeeren..82

Heidelbeeren..84

Brombeeren..86

Erdbeeren..88

Grüner Tee..92

Die richtigen Öle und Fette.. 94

Walnüsse - perfektes Verhältnis an Fettsäuren.........98

100 % Fruchtsäfte..102

Rotwein..104

Integration krebshemmender Lebensmittel
in den Alltag - jetzt sind Sie an der Reihe!................108

Alle auf einen Blick...110

Wöchentliche Ernährungsliste.................................112

Was sollte ich vermeiden? - Warnhinweise..............114

Alle wichtigen Informationen zusammengefasst....116

Alle Tipps für den Verzehr zusammengefasst.........118

Weitere nützliche Tipps..124

Kritische Betrachtung einiger alternativer
Behandlungsmethoden... 125

Nachwort..128

Begriffe in diesem Buch - einfach erklärt.................132

Buchempfehlungen und Links....................................137

Quellenverzeichnis.......................................139

Stichwortverzeichnis....................................144

Vorwort

Mein Foto auf dem Buchumschlag ist absichtlich in schwarz-weiß gedruckt, denn wenn der Arzt des Vertrauens eine Krebserkrankung diagnostiziert, gehen die Farben des Lebens mit einem Schlag verloren.
Von einer Sekunde auf die andere wird alles unwichtig, jeder materielle Wert und alles, was Sie sich in Ihrem Leben bisher aufgebaut haben.

Warum gerade ich? Wie lange habe ich noch zu leben? Bedeutet eine Krebsdiagnose Tod?

Diese Fragen schießen wie Blitze durch den Kopf und man verliert den Boden unter den Füßen. Ab jetzt beginnt der Kampf gegen einen Feind, über den Sie so gut wie nichts wissen.

Fast täglich berichten die Medien von Menschen, die den „**Kampf gegen den Krebs**" verloren haben. Bisher wurden diese Meldungen nicht wahrgenommen, aber plötzlich bekommen sie eine ganz neue und beängstigende Wirkung.

Die Krebsdiagnose hat Ihre Lebenspläne erbarmungslos durchkreuzt und der persönliche Wettlauf gegen den Tod hat bereits begonnen.

Bevor ich in diesem Buch genau schildern werde, mit welchen Waffen **Sie** dieses Duell gewinnen können, würde ich gerne versuchen, Ihnen ein wenig die Angst zu nehmen.

Jede Art von Krebs muss speziell betrachtet werden. Hören Sie ab sofort auf, alle Krebserkrankungen in einen Topf zu werfen und konzentrieren Sie sich auf die persönliche Diagnose.
Die gute Nachricht vorweg: Bei vielen Arten von Krebs besteht die Möglichkeit einer vollständigen Heilung.

Die schlechte Nachricht: Ärzte und Onkologen können dabei helfen, einen Tumor operativ zu entfernen und Symptome durch Medikamente zu lindern.
Die Ursache der Krankheit können aber einzig und alleine **nur Sie** beheben, indem der bisherige Lebensstil und Ernährungsgewohnheiten **180 Grad in die Gegenrichtung** gelenkt werden.

Sehr viele Krebspatienten machen den Fehler und verlassen sich in der Nachsorge nur auf ein Medikament, das ihnen der Onkologe für fünf oder zehn Jahre verschrieben hat.

Die beste Nachsorge beginnt jedoch mit einer **aktiven Suche** nach den Ursachen, die womöglich Auslöser für die Erkrankung gewesen sind!
Keine noch so große innere Kraft und auch keine starke Hoffnung sind in der Lage eine Krebserkrankung zu heilen.

Sie müssen den Tatsachen klar ins Auge sehen!

Die einzige Chance die bleibt, ist den Körper täglich mit Nährstoffen zu versorgen, die wie eine Dauerchemotherapie wirken, Entzündungen hemmen und vor Krebs schützen.

Nutzen Sie dazu ab sofort jeden Tag!

Wenn die Statistik auch sagt, dass die Rückfallrate bei Brustkrebs zwischen **5. und 10. Jahr** am höchsten ist, braucht Sie das nicht zu beunruhigen. Es kommt darauf an, ob die Jahre nach der Diagnose effektiv für eine vollständige Heilung genutzt werden.

Dieses Buch ist eine komprimierte Zusammenfassung aus fünf Jahren intensivster Recherchen zum Thema Krebs. Die Informationen stammen aus dutzenden von Büchern, Studien bzw. Publikationen und Aussagen der derzeit führenden Krebsforscher.

Ich habe versucht, die Hintergrundinformationen auf ein Minimum zu reduzieren und nur das zu vermitteln, was wichtig ist und was Sie wirklich wissen **müssen**.

Lesen Sie lieber dieses Buch öfter als einmal. Dadurch können monatelange Recherchen zum Thema Krebs erspart werden.
Im Internet kursieren so viele unnötige und teilweise nicht geprüfte Informationen, was beim Lesen letztendlich nur schwächt und verunsichert. Die Anregungen und Tipps in diesem Ratgeber sind klar und verständlich bzw. sehr schnell in die Praxis umzusetzen.

Wer dieses Buch gelesen hat, wird Himbeeren, Brokkoli und weitere unentbehrliche Lebensmittel zum fixen Bestandteil des Speiseplans machen. Sie erfahren, wie die krebshemmenden Stoffe erhalten bleiben und die **effektivste Wirkung** erzielen.

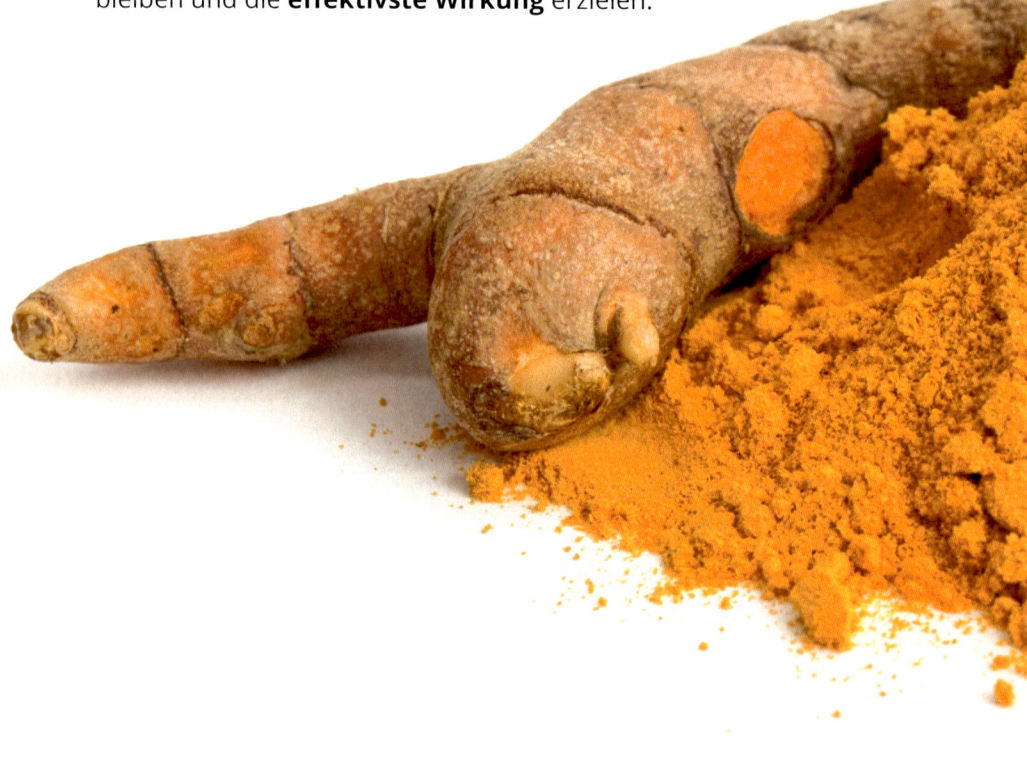

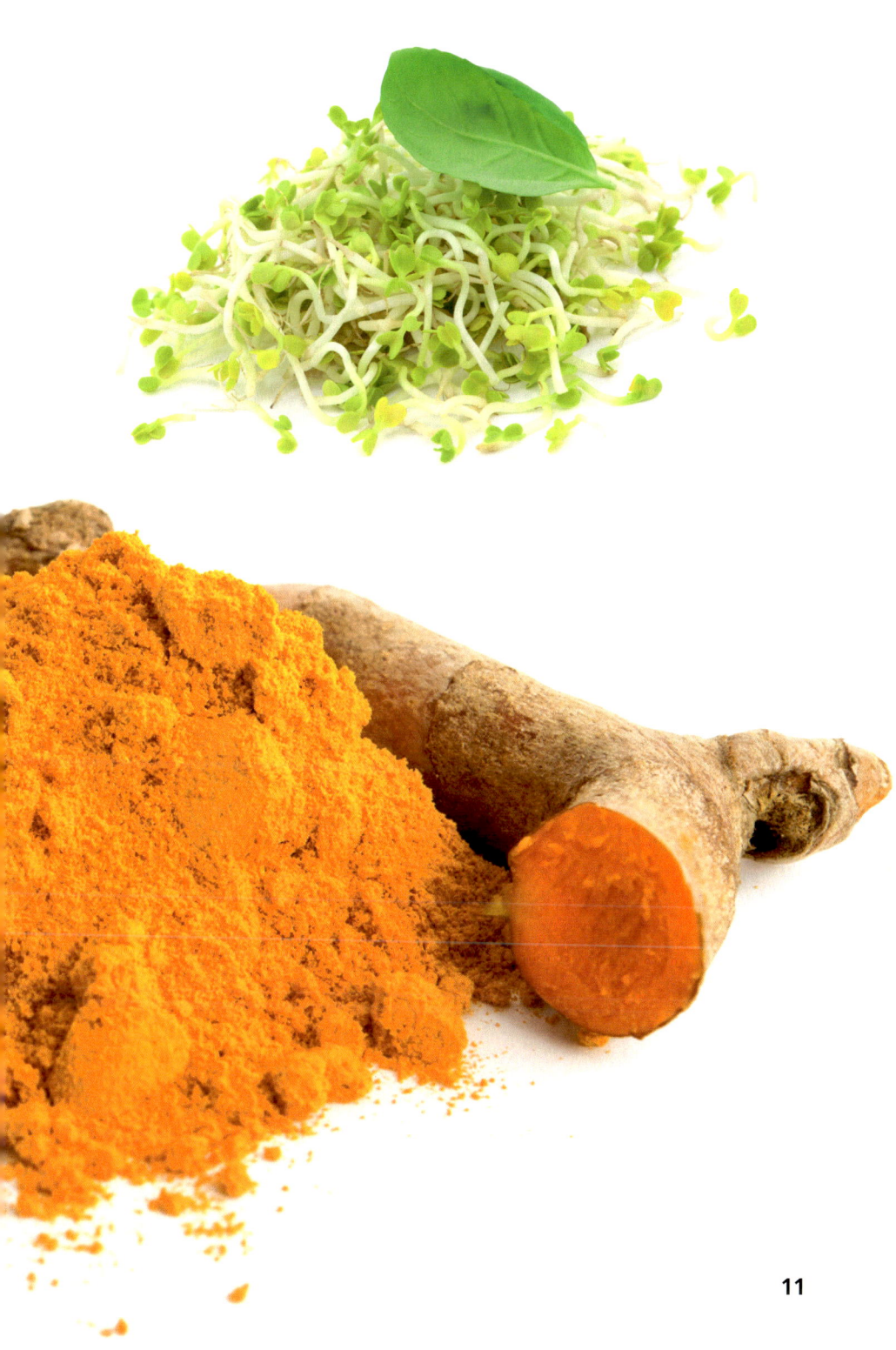

Wozu ein Buch schreiben?

Nach meiner Krebsdiagnose stand ich psychisch so unter Druck, dass ich alles, was ich zu dem Thema hörte und las, auf die Waagschale legte. Ich bin davon überzeugt, es geht Ihnen dabei auch nicht anders.
Noch größer wird dieser Druck, wenn Sie mehr über das Thema Krebs wissen wollen und beginnen Studien zu lesen, in denen die psychologische Komponente völlig außer Acht gelassen wird. Schließlich geht es in diesen Studien auch darum, Ergebnisse objektiv zu betrachten und anschließend entsprechend auszuwerten.

Es ist aber ein großer Unterschied, ob man eine Studie als Student oder als Krebspatient liest.

Einem Studenten macht es sicher nichts aus, dass im Text der Studie immer von **Sterberate** die Rede ist oder beim Test eines bestimmten Medikaments die Placebogruppe eine weniger hohe Lebenserwartung hatte und früher starb, als die anderen 1000 Probanden.
Die Studie wird objektiv betrachtet und daraus sachliche Rückschlüsse gezogen.

Der Krebspatient vergleicht jedoch automatisch jede Aussage mit seinem derzeitigen persönlichen Schicksal und daraus entstehen unweigerlich Angstzustände.
Mir persönlich ist es nach einigen Monaten nach der Diagnose sehr gut gelungen, alle negativen Einflüsse von außen auszublenden und das Ziel nur auf meine persönliche Heilung zu richten.
Aus Gesprächen mit ebenfalls Betroffenen weiß ich aber, dass dies von vielen Faktoren abhängt, nicht immer leicht ist und nicht jedem Patienten gleichermaßen gut gelingt. Mit diesem Buch möchte ich Ihnen das ständige Suchen nach neuen Informationen zum Thema Krebs ersparen.

Freunde und Patientinnen, denen ich von meiner erfolgreichen Lebensumstellung und meinem Ernährungsprogramm erzählte, haben mich zum Schreiben dieses Buches motiviert.

Bei sehr vielen Büchern zum Thema Krebs, die größtenteils von Universitätsprofessoren und Krebsforschern geschrieben wurden, gehen die Autoren ausgesprochen ins Detail. Gewiss sind all diese Informationen hochinteressant und äußerst wichtig.

Ich hätte mir nach meiner Krebsdiagnose aber ein Buch wie dieses gewünscht und wäre sehr dankbar gewesen, wenn mir jemand nach der Strahlentherapie ein Buch in die Hand gedrückt und gesagt hätte:

„Hier haben Sie einen einfachen Ratgeber und Leitfaden für Ihre persönliche Lebensumstellung. Es ist ein Schritt in die richtige Richtung und die Zusammenfassung aus fünf Jahren intensivster Recherchen zum Thema Krebs. Einerseits sind es die neuesten Erkenntnisse der Wissenschaft, andererseits ein sehr leicht verständliches Programm, das Sie 1:1 durchführen können".

In erster Linie durch konsequente Einhaltung dieses Ernährungskonzepts und gemeinsam mit der Unterstützung der Schulmedizin, bin ich wieder ganz gesund geworden, weil ich mein Leben nicht dem Zufall überlassen habe. Grundsätzlich können Sie nichts falsch machen, wenn Sie sich die Tipps zu Herzen nehmen und umsetzen. Die Warnhinweise ab **Seite 114** sollten jedoch unbedingt beachtet werden, speziell dann, wenn Sie unter medikamentöser Behandlung stehen.

Mit diesem Buch möchte ich krebskranken Menschen einen Weg für die mögliche Heilung aufzeigen und wünsche mir, dass es als Hilfestellung **von Patient für Patient** angesehen wird.

Gesunden Menschen soll dieses Buch eine Warnung und eine Anregung sein, besser heute als morgen gegen Krebs vorzusorgen, um dadurch vielleicht nie persönlich damit konfrontiert zu werden.

Ihre Claudia Priewasser

Wichtige Informationen und Tipps für den Verzehr

Wenn Sie im Buch dieses Symbol sehen, ist dies eine **wichtige Information**, die Sie unbedingt beherzigen sollten!

Wenn Sie im Buch den Granatapfel 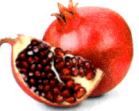 als Symbol sehen, ist dies ein **Tipp für den Verzehr** bzw. eine Anleitung, wie ich persönlich dieses Nahrungsmittel zu mir nehme.

Alle **wichtigen Informationen** und **Tipps für den Verzehr** sind im Anhang dieses Buches übersichtlich zusammengefasst.

Die auf Seite 114 und 115 mit ❗ gekennzeichneten Warnhinweise müssen unbedingt eingehalten werden!

Die Ursachen meiner Erkrankung

Solange ich denken kann, gehört Figurbewusstsein zu meinem Leben. Ein perfekter Körper war für mich immer schon Grundlage dafür, sich wohlzufühlen, mit Selbstvertrauen durchs Leben zu gehen und glücklich zu sein.

Kaum ein Kilo zu viel, schon wurde das Essen extrem reduziert und zwar solange, bis die Waage wieder ein Gewicht anzeigte, das für mich perfekt erschien. In meinem Fall waren dies maximal 56 Kilo bei einer Körpergröße von 172 cm.

Dieses Gewicht hielt ich damit, dass ich teilweise über Wochen nur einmal am Tag eine Mahlzeit zu mir nahm. Mit dieser Ernährungsgewohnheit wurde der erste Grundstein für eine spätere Brustkrebserkrankung bereits gelegt, was mir damals aber noch nicht bewusst war.

Zudem kamen noch beruflich sechzig Stunden pro Woche **Dauerstress auf der Dauernachtschicht.**

Wenn ich heute darüber nachdenke, ist mir **vollkommen** klar: Mit diesem Lebensstil war die Grundvoraussetzung geschaffen, eine Krebserkrankung zu entwickeln.

Fehlernährung, Dauerstress, sehr wenig Schlaf und absolute Unwissenheit über die Entstehung von Krebs - das perfekte Rezept für eine lebensbedrohliche Erkrankung!

Warum sollte **ich** Krebs bekommen? Das betrifft immer nur die Anderen. Ich nahm mir auch gar keine Zeit darüber nachzudenken, denn mein Berufsleben hatte mich zu 100 Prozent erfüllt und mein Privatleben stand auf einer soliden Basis.

Natürlich bekommt man im Bekanntenkreis oder aus den Medien immer wieder von Krebserkrankungen mit, aber glücklicherweise ist man ja nicht selbst betroffen.
Bei einer Powerfrau hätten Krebs und andere ernsthafte Krankheiten ohnehin keine Chance. Ich gehörte zu denjenigen Menschen, die selten krank waren. Eine Grippewelle in der Schule, fast alle in der Klasse wurden angesteckt, nur ich nicht. Krankenstand im Beruf - eine absolute Ausnahme - so gut wie nie! Deswegen würde ich auch sicher gegen eine Krankheit wie Krebs „immun" sein.

Am **19. Mai 2011** bekam ich die Bestätigung, dass ich mich geirrt hatte.

Die Diagnose

Durch jahrelanges Sparen und harter Arbeit leistete ich mir im Frühjahr 2011 mein absolutes Traumauto. In jeder Hinsicht war alles perfekt, nur etwas störte mich:

Beim Duschen entdeckte ich auf einmal eine Veränderung an der rechten Brust bzw. war dort eine kleine Erhöhung sichtbar. Da sechs Monate zuvor die Brust von meinem Frauenarzt untersucht wurde und alles in Ordnung zu sein schien, machte ich mir darüber anfangs keine Sorgen. Auf Drängen meines Lebensgefährten ging ich aber dann doch zu meiner Hausärztin und ließ mich zum Radiologen überweisen, um die Sache mit Mammographie und Ultraschall eindeutig abzuklären. Der Radiologe sagte mir dann an einem sonnigen Nachmittag:

„Frau Priewasser, Sie haben Brustkrebs, es sieht sehr schlecht aus! Da kommt jetzt eine sehr harte Zeit auf Sie zu".

Noch nie zuvor in meinem Leben hatten sich Worte so erbarmungslos in mein Bewusstsein gebrannt.

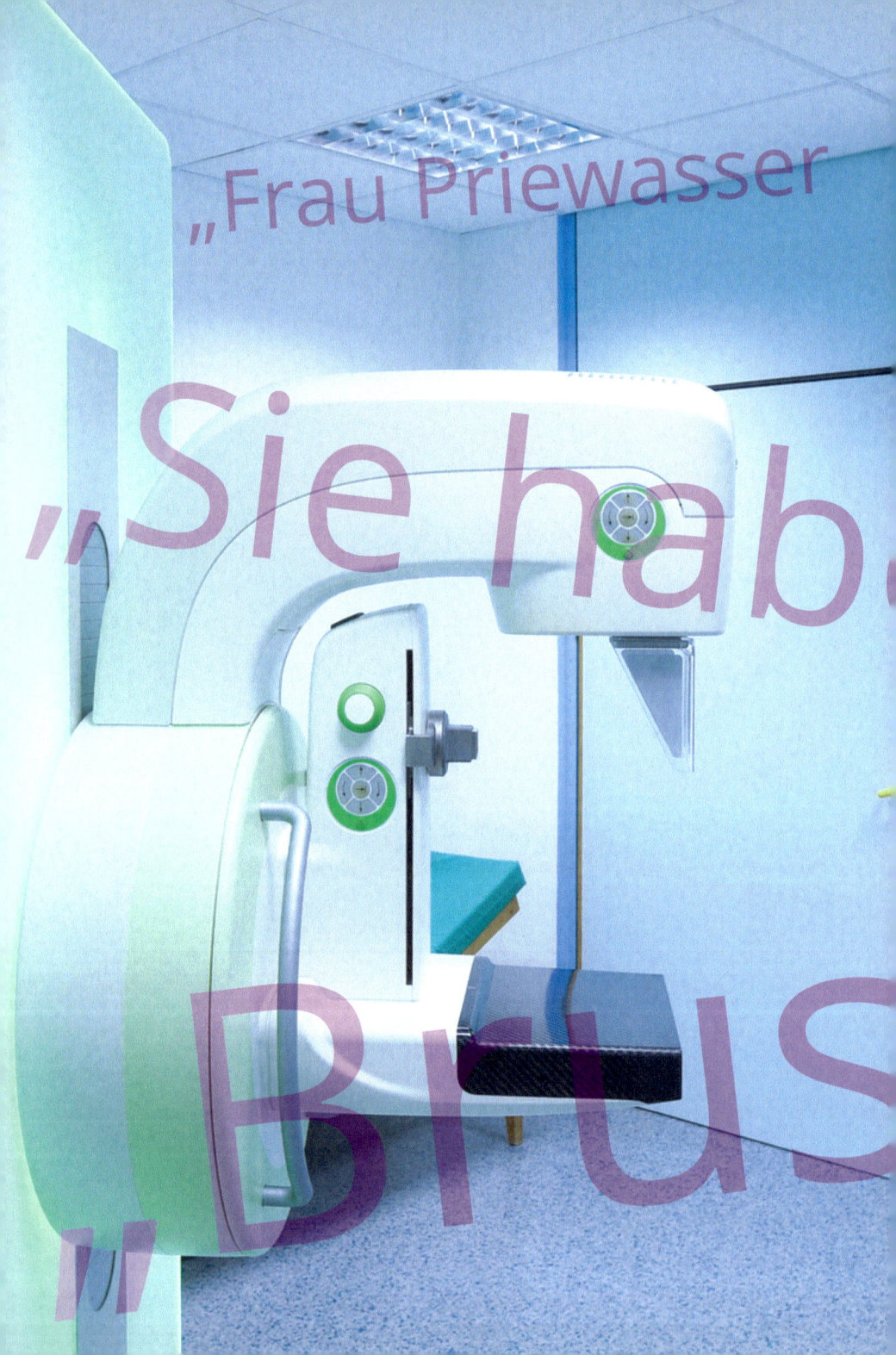

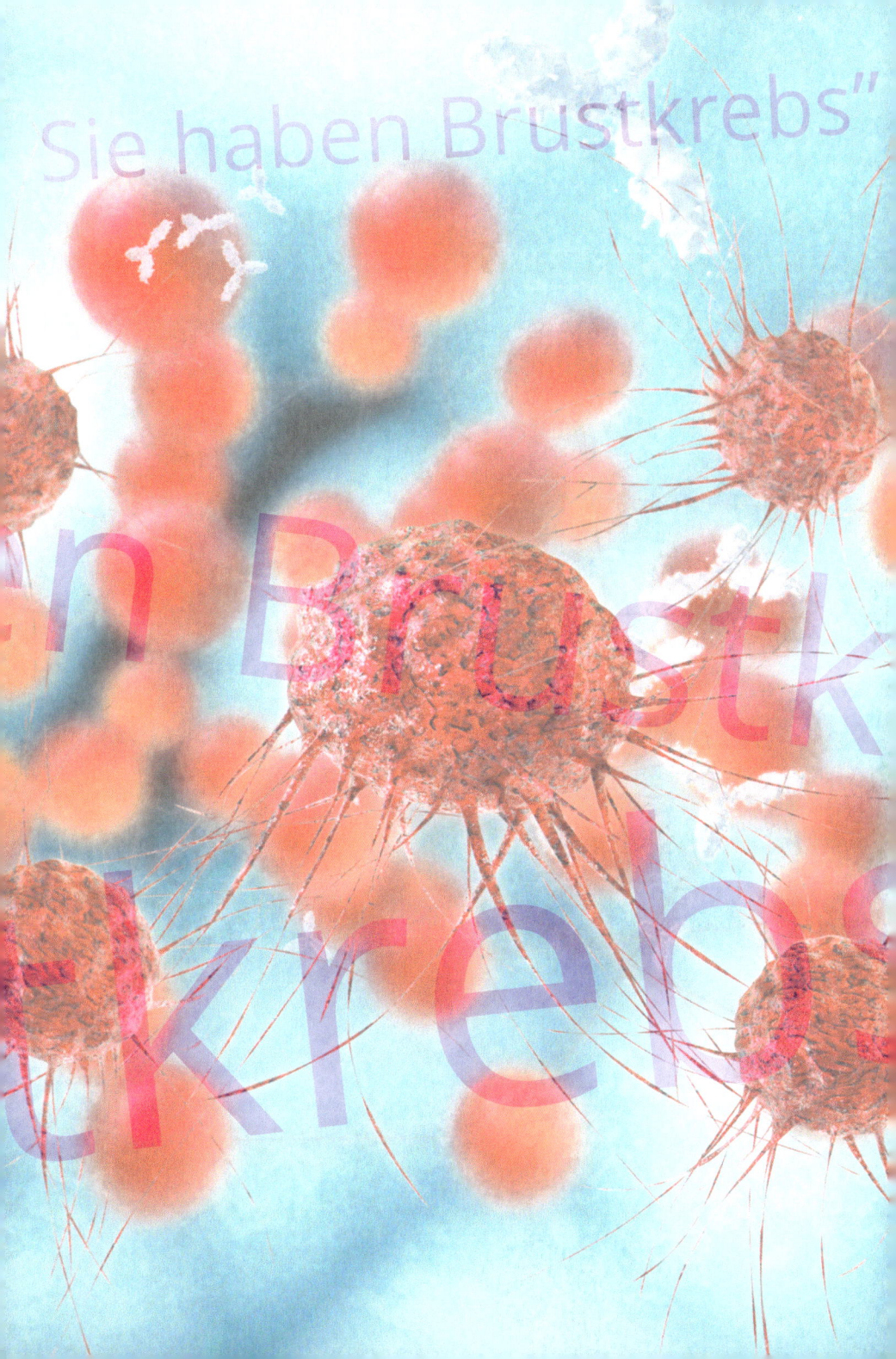

"Wahnsinn, ich habe Krebs", sagte ich und konnte keinen klaren Gedanken mehr fassen. In meinem Kopf stand Krebs bisher unmittelbar mit dem Tod in Verbindung und ich fragte mich nur noch:

Wie lange werde ich noch leben?

Sind es Monate, sind es vielleicht Jahre? Auf jeden Fall war mein Tod jetzt viel näher als erwartet, meine Zukunftspläne von einer Sekunde auf die andere durchkreuzt und im gleichen Moment beginne ich Menschen um mich herum zu ignorieren. Alles läuft ab wie ein Albtraum.

Warum musste es ausgerechnet mich treffen?

Durch Ihre Diagnose wissen Sie, wovon ich spreche. Das Empfinden nach einer Krebsdiagnose kann nur ein Mensch nachvollziehen, der dieses Trauma selber erlebt hat. Auch wenn man Mitgefühl von Anderen bekommt, man weiß, es betrifft den **eigenen** Körper.

Werde ich einen Großteil meines verbleibenden Lebens im Krankenhaus verbringen?

Nach den ersten Untersuchungen im Brustzentrum Salzburg stellte sich heraus, dass der Tumor 2,2 cm Durchmesser hatte und sofort operativ entfernt werden musste.

Bei der Operation wird der Tumor aus der Brust entfernt, in der Achselhöhle werden mehrere Lymphknoten entnommen und untersucht. Dies dient dazu, um festzustellen, ob bereits ein Lymphknotenbefall vorliegt, was ein Zeichen für eine fortgeschrittene Krankheit wäre.

Tatsächlich befand sich meine Erkrankung im Anfangsstadium, da die Lymphknoten nicht befallen waren. Ein erster Lichtblick nach zwei Wochen bangen und hoffen.

In Abstimmung mit mehreren Onkologen entschied ich mich, auf eine Chemotherapie zu verzichten. Was mir allerdings sinnvoll erschien, war eine dreiwöchige Strahlentherapie. Mit dieser ist es möglich, Tumorreste, die eventuell bei einer OP nicht entfernt werden, abzutöten.

Zur Nachbehandlung wurde mir eine dreijährige Hormontherapie mit Zoladex und eine fünfjährige Therapie mit Tamoxifen empfohlen.

Zoladex wird mit einer sehr schmerzhaften Injektion alle 28 Tage in den Bauch gespritzt, es verhindert die Bildung des weiblichen Sexualhormons Östradiol in den Eierstöcken.

Tamoxifen wird täglich als Tablette eingenommen. Es gehört zur Wirkstoffgruppe der Antiöstrogene und blockiert die Bindung von Östrogen an den Hormonrezeptor der Krebszellen.

Auf die genaue Wirkungsweise dieser beiden Medikamente möchte ich nicht näher eingehen. In Studien hat sich gezeigt, dass eine Behandlung bei Brustkrebs mit diesen beiden Medikamenten sinnvoll ist und insgesamt zu einer höheren Lebenserwartung führt.

Wenn diese Studien auch vielversprechend sind, möchte ich Sie darauf aufmerksam machen, sich keinesfalls nur alleine auf diese beiden Medikamente zu verlassen!

Ein sehr bekannter Krebsforscher aus Amerika schrieb mir per Mail, Tamoxifen könne die **Ursache** der Krankheit **nicht** bekämpfen und verwies dabei auf die hohe Rückfallrate bzw. die Nebenwirkungen.

Er riet mir, das Medikament für die vorgesehene Zeit zwar einzunehmen, diese Zeit aber effektiv zu nutzen, dem Körper täglich die wichtigsten krebshemmenden Nährstoffe zuzuführen und ihn damit wieder **vollständig zu heilen.**

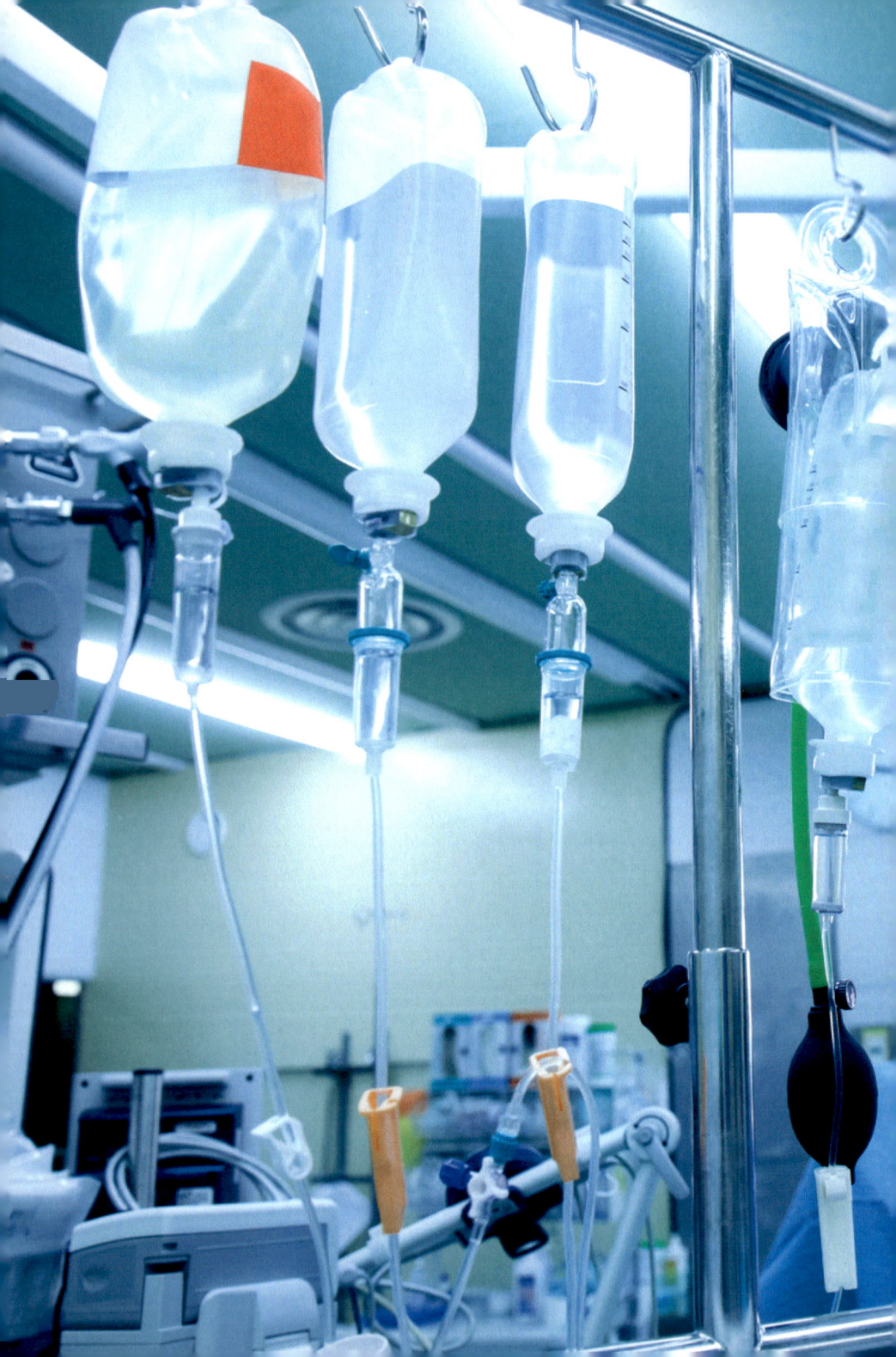

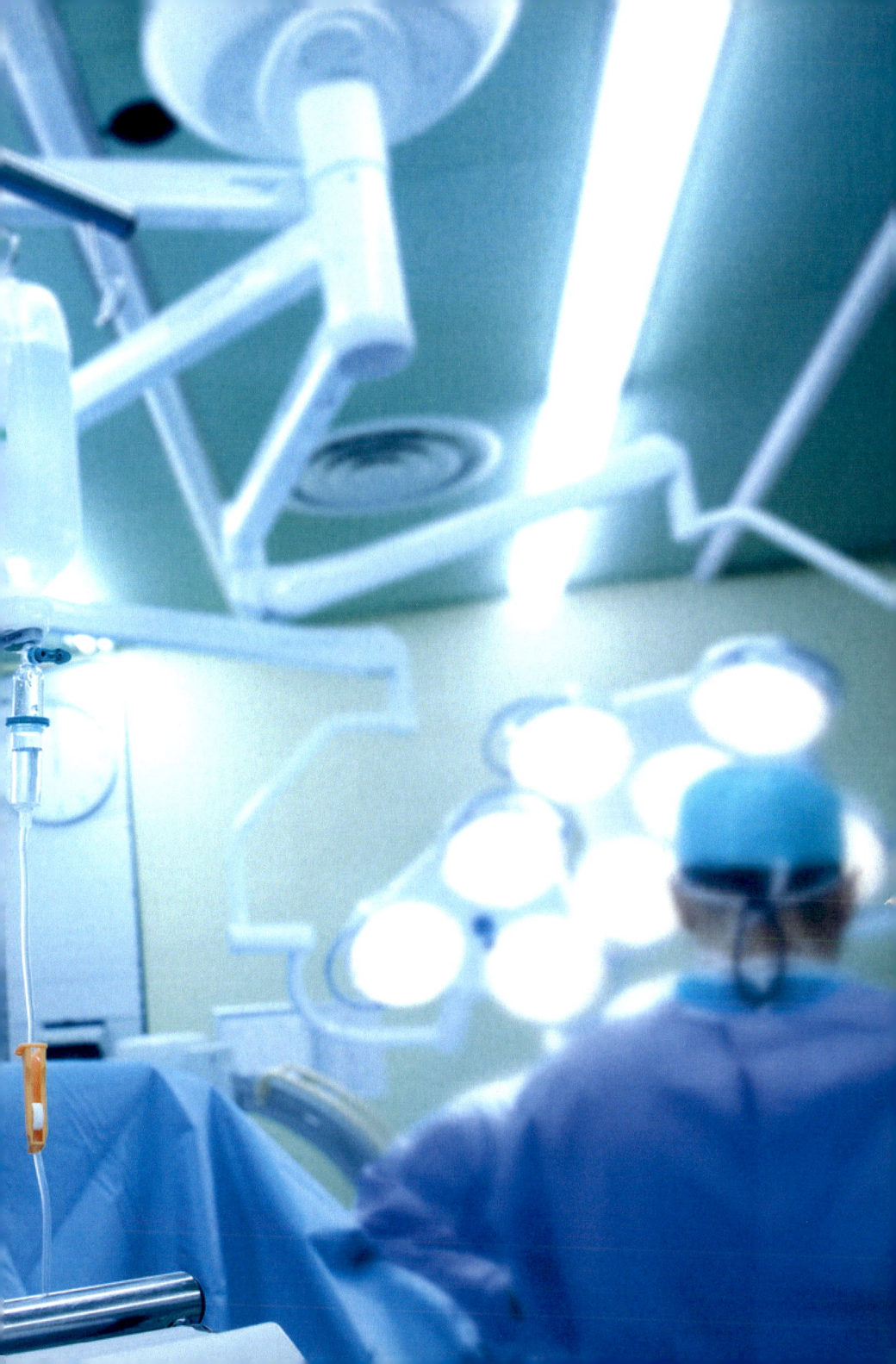

Erste Veränderungen in den Lebensgewohnheiten

Nach Abschluss der Strahlentherapie war es für mich wieder möglich, klar zu denken. Allerdings hatte ich anfangs sehr wenig Kraft, die alltäglichen Dinge des Lebens zu meistern.

Mittlerweile begann mein Lebensgefährte, intensiver über das Thema Krebs zu recherchieren. Eines Tages kam er vom Einkaufen nach Hause und hatte zwei Granatäpfel mitgebracht: *„Ich habe gelesen, dass Granatapfel gegen Brustkrebs wirkt"*, meinte er und bat mich, ab jetzt regelmäßig diese Frucht zu kaufen bzw. zu essen.

Ein Granatapfel war mir fremd, ich schälte ihn wie einen Apfel und biss dann in die bittere Frucht. Nur die roten Kerne sind genießbar, was sich aber erst etwas später herausstellte. *„Nein danke, aber so etwas muss man ja wirklich nicht essen"*, sagte ich.

Heute ist er fixer Bestandteil meines Speiseplans.

Mein Interesse für das Thema Nachsorge wurde letztendlich dadurch geweckt, dass mein Lebensgefährte hier einfach nicht locker ließ.

In der Zwischenzeit hatte er ein Buch gekauft: **„Krebszellen mögen keine Himbeeren"**, von Prof. Dr. med. Richard Béliveau, mittlerweile einer der bekanntesten Krebsforscher. In diesem Buch wird sehr verständlich erklärt, wie die Krankheit Krebs entsteht. Es werden hier eine Reihe von Nahrungsmittel vorgestellt, die krebshemmende Stoffe enthalten. Plötzlich begann ich, mich für dieses Thema zu interessieren und las ein Buch nach dem anderen. Ich vertiefte mich in Studien, verglich Ergebnisse, nahm Kontakt mit Forschern und Onkologen in aller Welt auf und kam dabei an Informationen aus ersten Hand.

Heute ist mir klar, dass meinem Körper die wichtigsten Bausteine vorenthalten wurden und so eine Krebserkrankung vorprogrammiert war.

Aus all meinen intensiven Recherchen entstand eine Liste von Lebensmittel, die heute gezielt in den Speiseplan eingebaut werden, ohne dafür einen strikten täglichen Plan einzuhalten. Es ist ganz einfach, krebshemmende Nährstoffe regelmäßig zu sich zu nehmen.

Und ja, auch ich esse ab und zu Pizza, Pommes, Hausmannskost und Süßigkeiten, aber insgesamt überwiegt krebsvorbeugende Ernährung.

Die Entscheidung, sich mit dem Thema auseinanderzusetzen, war meiner Meinung nach das einzig Richtige, was mir durch folgende Tatsache bestätigt wurde:

2012 entdeckte man in meiner linken Brust bei der MRI-Kontrolluntersuchung einen Fokus mit 4 mm Durchmesser, der schnell Kontrastmittel aufgenommen hatte. Ich bin davon überzeugt, dass dies der Beginn eines Rückfalls gewesen wäre.

Bis zum Jahr 2015 konnte man anhand der halbjährlichen Untersuchungen verfolgen, wie der Fokus immer kleiner wurde, bis er schließlich **nicht mehr erkennbar war.**

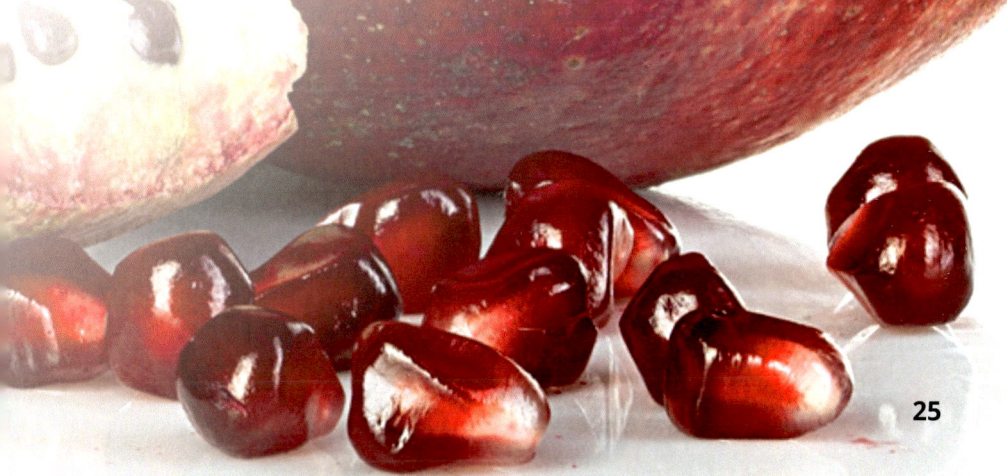

Tatsachen schafft man nicht dadurch aus der Welt, dass man sie ignoriert.

Aldous Huxley

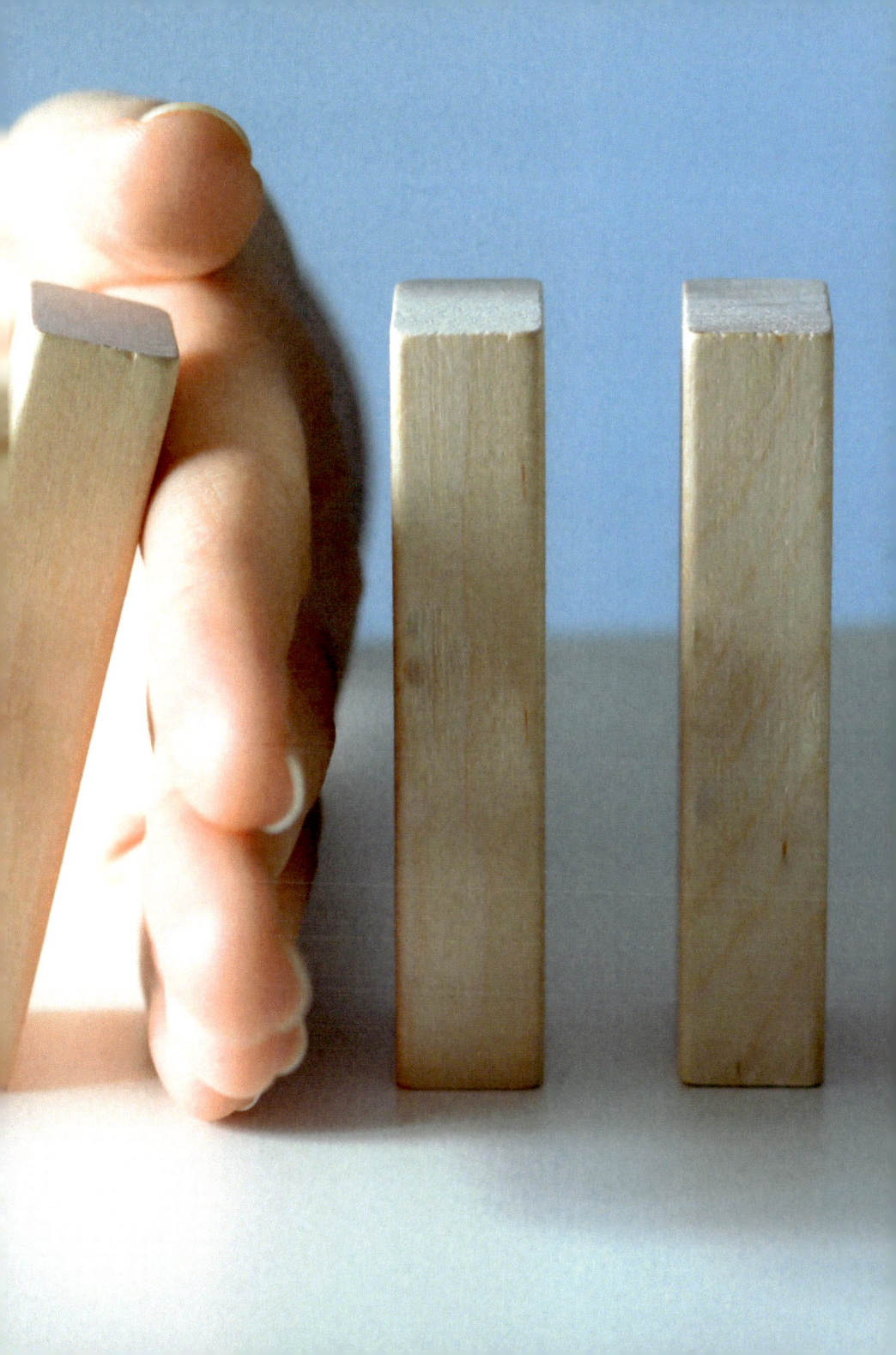

Starten Sie mit Sport!

Wenn Sie die Operation und erste Termine der Nachbehandlung hinter sich gebracht haben, ist Ihr Körper in der Regel vollkommen erschöpft. Was jetzt hilft, ist mit kurzem Ausdauertraining, am besten auf einem Crosstrainer, langsam zu beginnen.

Gleich nach der Strahlentherapie kaufte ich mir auch ein solches Gerät, um neu durchzustarten und wieder mehr Lebenskraft zu bekommen. Mit dem Produkt **Kettler Axos Cross P**, das bei mir seit fünf Jahren zum Einsatz kommt, kann ein gelenkschonendes Fitnesstraining optimal umgesetzt werden.

Anfangs war ich so geschwächt, dass **5 Minuten** auf dem Gerät eine absolute Herausforderung für mich darstellten. Ich begann in der ersten Woche **Montag, Mittwoch und Freitag** jeweils **5 Minuten** bei mittlerem Schwierigkeitsgrad. Ab der zweiten Woche wurden daraus schon **10 Minuten** und innerhalb von drei Monaten hatte sich mein Sportprogramm bereits auf **45 Minuten** pro Trainingseinheit gesteigert.

Eigentlich konnte ich mich noch nie für Sport begeistern. Durch die Veränderung wurde aber mein Körper zunehmend leistungsfähiger und der Allgemeinzustand verbesserte sich spürbar.

Wichtige Information!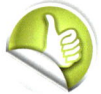

Dreimal pro Woche 30 - 45 Minuten Ausdauertraining habe ich bis heute beibehalten. Diese Trainingszeit hat sich bewährt und wird von vielen Sportwissenschaftlern empfohlen. Investieren auch Sie diese Zeit für die Gesundheit und Ihr Wohlbefinden. Schon nach einigen Wochen fühlt man die positiven Effekte!

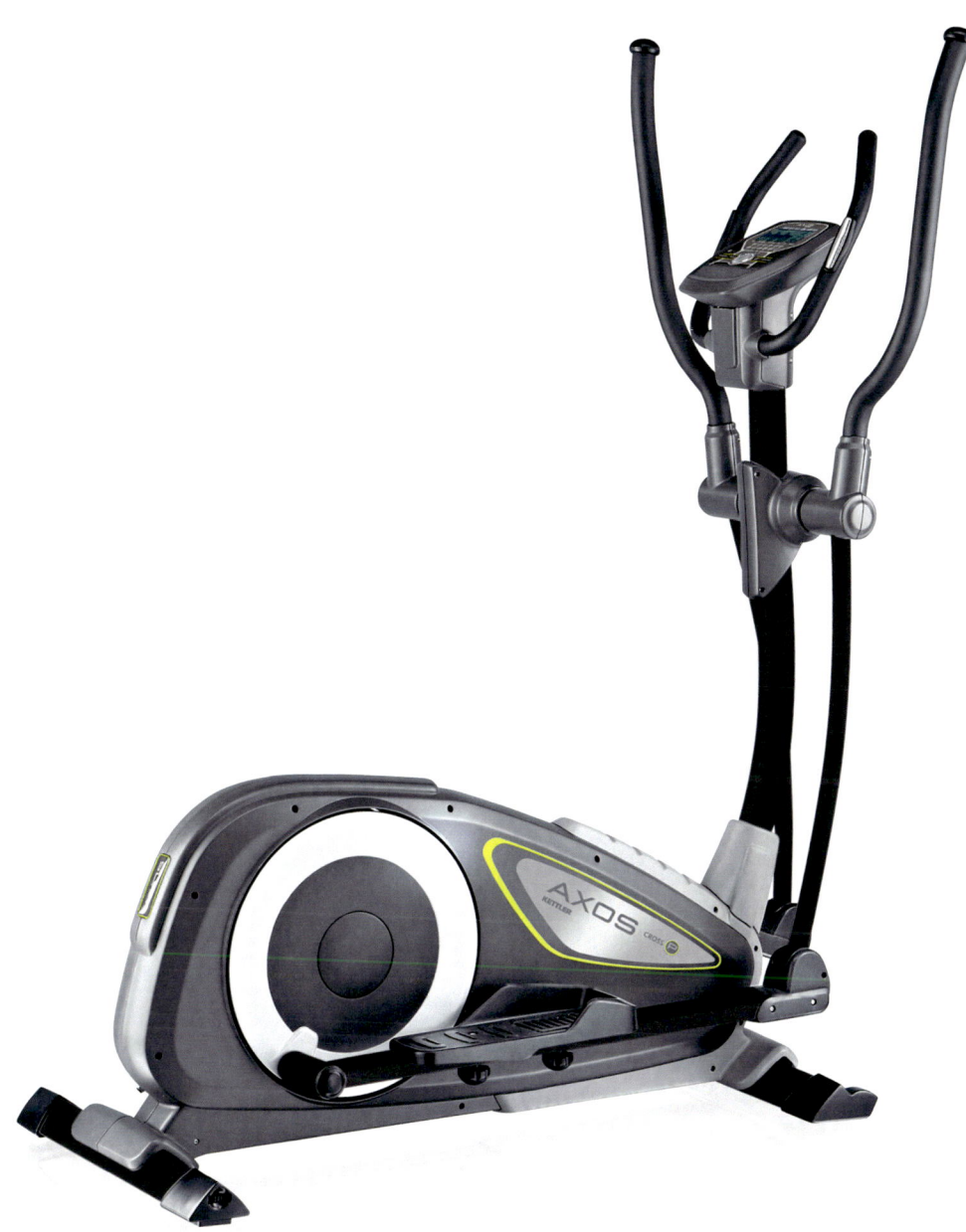

Warum Sport?

Bewegung und Sport spielen bei der Vorbeugung gegen Krebs, bei der Nachbehandlung und unterstützend zur Krebstherapie eine wesentliche Rolle. Durch körperliche Aktivität schützen Sie sich vor Herz-Kreislauf-Erkrankungen, stärken nicht nur Muskeln und Gelenke, sondern beugen nach neuesten wissenschaftlichen Erkenntnissen bestimmten Krebserkrankungen vor.

Frauen und Männer, die regelmäßig Sport betreiben, erkranken laut der Statistik viel seltener. Für an Krebs erkrankte Menschen ist regelmäßige Bewegung äußerst wichtig.

Wer sich in der Therapie bzw. Nachsorge gezielt sportlich betätigt, senkt das Wiedererkrankungsrisiko!

Fitnesstraining hat einen positiven Einfluss auf die Psyche und den physischen Zustand des Patienten.

Warum schützt Bewegung vor Krebserkrankung?

Regelmäßiger Sport in entsprechend angemessener Dosierung wirkt sich günstig auf die Immunabwehr unseres Körpers aus, dies haben Untersuchungen am Immunsystem von Sportlern gezeigt.

Wichtige Information!

Überanstrengung ohne ausreichende Ruhephasen machen den schützenden Effekt von Sport wieder zunichte!

Ein Beweis dafür ist, dass Hochleistungssportler bei überdurchschnittlicher körperlicher Anstrengung häufig an banalen Infekten erkranken.

Krebspatienten leiden nach der Therapie häufig am sogenannten **Fatigue-Syndrom.** Dabei handelt es sich um einen Erschöpfungszustand, der durch Diagnoseschock und Nachbehandlung zustande kommt.
Durch vernünftiges Bewegungstraining lässt sich dieses Syndrom bei vielen Patienten extrem verbessern.

Aufgrund starker Erschöpfung fällt es vielen Menschen schwer, sich für den Einstieg in körperliche Belastung zu überwinden. Klären Sie deshalb gemeinsam mit behandelnden Ärzten den richtigen Zeitpunkt für den Start Ihrer persönlichen Aktivitäten ab und lassen Sie sich vor dem Beginn sportmedizinisch untersuchen.

Wählen Sie dann eine Sportart aus, die Ihnen Spaß macht!
Schließlich sind nicht nur ein paar Trainingseinheiten zielführend, sondern geht es vielmehr darum, Bewegung und Sport gezielt und langfristig auszuüben.

Der positive Einfluss von Sport auf das psychische Wohlbefinden von Krebspatienten konnte in unzähligen Studien eindeutig belegt werden. Es kommt dadurch zu einer Erleichterung von Ängsten und Depressionen, das positive Lebensgefühl wirkt sich auf den Verlauf der Krankheit und die Nachsorge günstig aus.

Wer Sport betreibt, steht mitten im Leben und durch körperliche Anstrengung und Belastung kann ein Stück Alltagsleben wieder zurückgewonnen werden.

Nur in wenigen Situationen kann Bewegung und Sport Krebspatienten tatsächlich schaden.

Erhält man als Patient eine Bestrahlung oder eine konventionelle Chemotherapie, ist es möglich, auch während der Behandlungsdauer aktiv zu sein. Am Tag der Chemo sollte man jedoch aussetzen, so die Empfehlung des deutschen Krebsinformationsdienstes.

Vor etwa 20 Jahren zeigten erste Studien: Patienten, die während einer Chemotherapie unter ärztlicher Kontrolle und mit entsprechender Vorsicht trainieren, sind leistungsfähiger.
Sie leiden langfristig weniger unter Nebenwirkungen der Therapie, als Betroffene, die körperlich inaktiv bleiben. Aus Daten von Studien und Untersuchungen weiß man heute, sportlich aktive Menschen senken ihr Risiko, an Krebs zu erkranken, durchschnittlich um **20 bis 30 Prozent.**

Die Gefahr eines Rückfalls nach einer Krebserkrankung kann durch sportliche Aktivität enorm reduziert werden.

Forschungsergebnisse konnten bestätigen, dass dieser Effekt speziell bei **Brust-, Darm- und Prostatakrebs** besteht. Bei den genannten Erkrankungen konnte eine positive Auswirkung festgestellt werden, die vergleichbar mit einer Antihormontherapie ist. Frauen, die an hormonabhängigem Brustkrebs erkrankt sind, können mit Sport den Östrogenspiegel im Blut senken, was zu einem geringeren Wiedererkrankungsrisiko führt. Bewegung ist somit als begleitende Therapiemaßnahme sehr zu empfehlen. Viele Betroffene berichten von einem Leistungsaufbau und von einer Verbesserung der Lebensqualität schon nach sehr kurzer Zeit.

Leider machen viele Ärzte oft Krebspatienten nicht darauf aufmerksam, dass der Allgemeinzustand mit Bewegung und Sport um ein Vielfaches verbessert werden kann.

Wichtige Information!

Krankengymnastik oder ein Spaziergang alleine reichen nicht aus. Ich empfehle Ihnen eine Sportart, bei der Sie auch mal richtig ins Schwitzen kommen! Wie bereits erwähnt, eignet sich hier ein regelmäßiges Training auf dem Crosstrainer hervorragend!

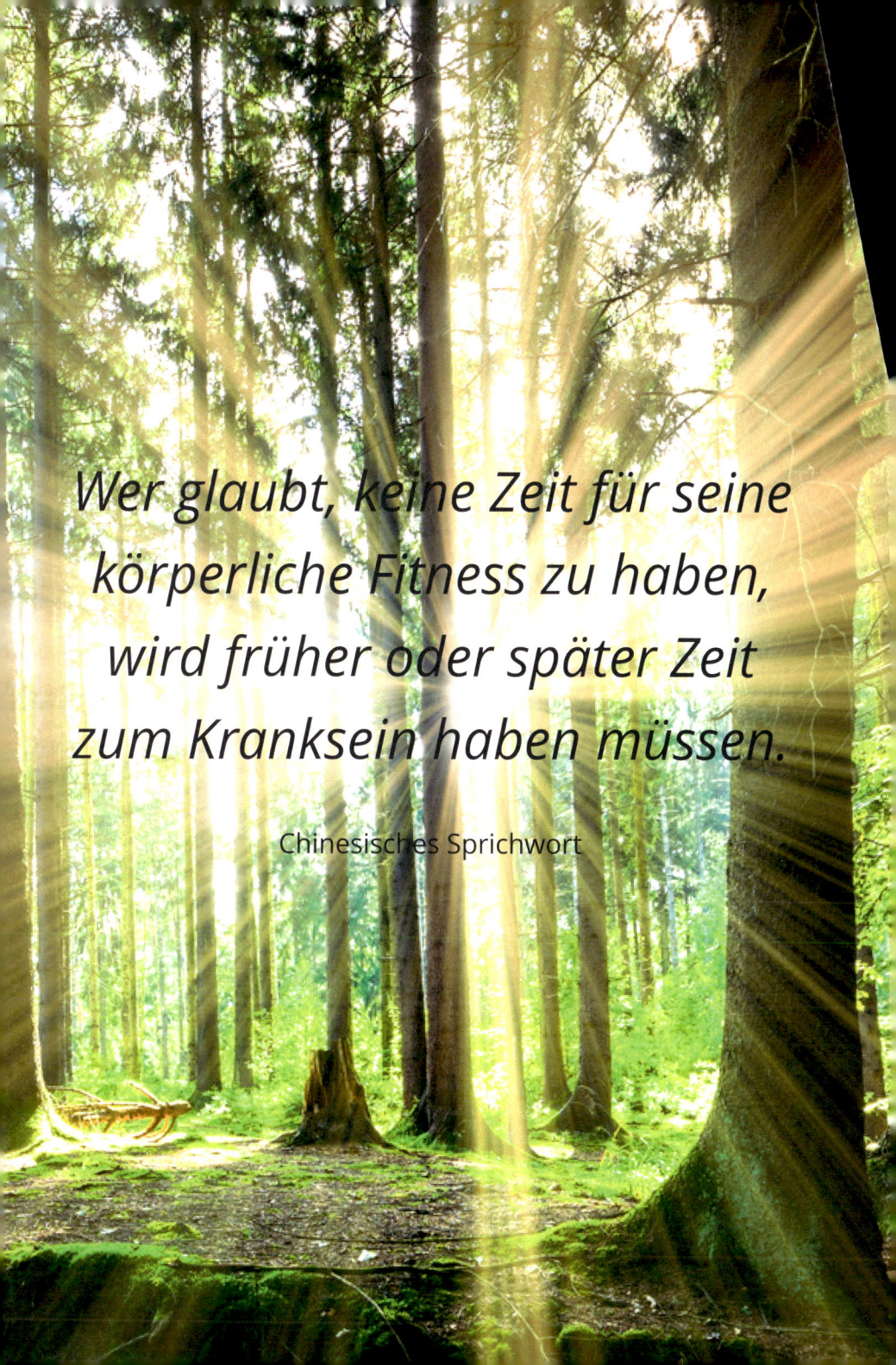

Vorinformationen zu den einzelnen Lebensmitteln

Auf den folgenden Seiten finden Sie nun die wichtigsten Lebensmittel, die laut zahlreicher Studien krebshemmende Stoffe enthalten. Jedes davon wird nur mit den relevanten Informationen beschrieben. Ich gehe hier absichtlich nicht ins Detail, denn alleine über Curcuma könnte man ein ganzes Buch schreiben bzw. gibt es hier Studien, die sich nur mit diesem Gewürz auseinandersetzen.

Meine Recherchen waren oft sehr mühsam, weil selbstverständlich viele Studien zu den einzelnen Nährstoffen sehr detailliert und wissenschaftlich dargestellt sind. Um das Richtige zu tun, brauchen Sie aber nicht unbedingt die chemische Zusammensetzung jedes Stoffes kennen.

In der Regel benötigt man nur die Antworten auf folgende Fragen:

1. **Besteht eine krebshemmende Wirkung?**
2. **Wie kann die effektivste Wirkung erzielt werden?**
3. **Wo ist das Produkt erhältlich?**

Ein Beispiel:
Das Gewürz **Curcuma** hat eine sehr hohe krebshemmende Wirkung. Das alleine zu wissen reicht aber nicht aus. Curcuma hat in etwa die **1000-fache Wirkung,** wenn es gemeinsam mit **schwarzem Pfeffer** eingenommen wird! Darüber hinaus kann Curcuma effektiv vom Organismus aufgenommen werden, wenn es gemeinsam mit Öl, am besten Olivenöl, verzehrt wird. Curcuma ist in jedem Supermarkt in der Gewürzabteilung erhältlich.

Alle Informationen in diesem Buch stammen von anerkannten Krebsforschern und Professoren, die zum Teil ihr ganzes Leben diesem Thema gewidmet haben. Ich gebe Ihnen dazu jeweils noch Tipps, in welcher Form und wie oft ich die Nährstoffe zu mir nehme.

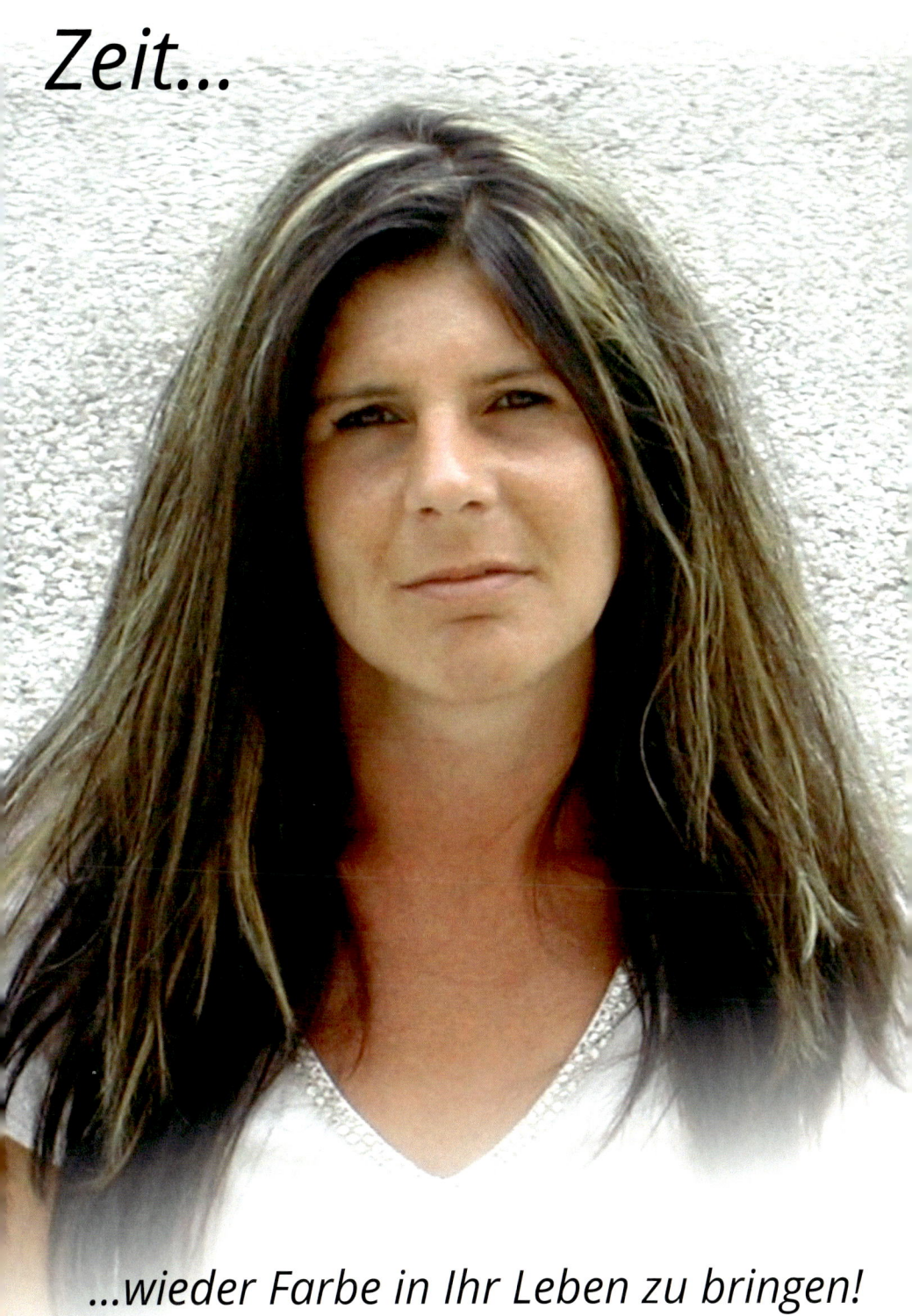

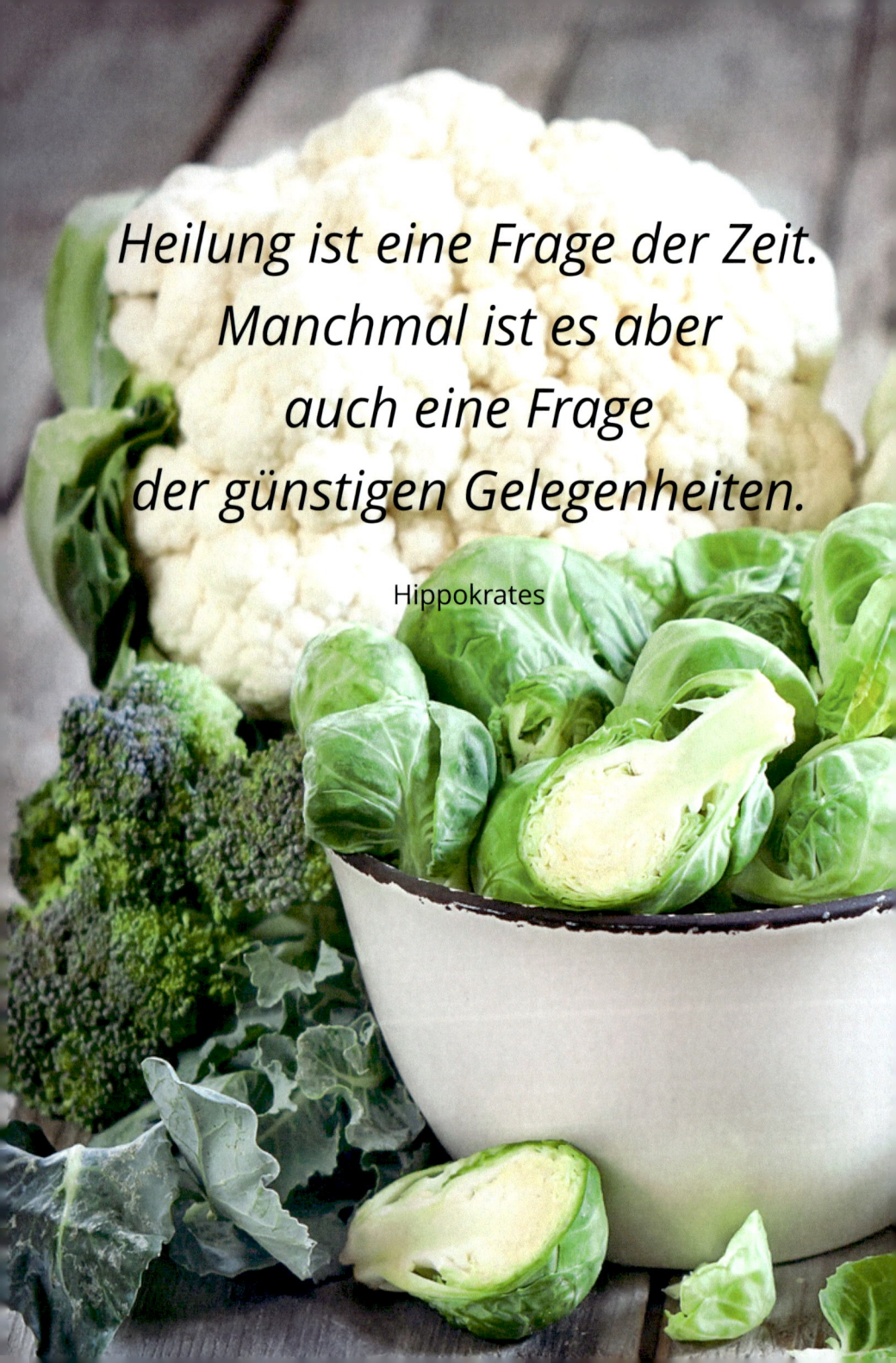

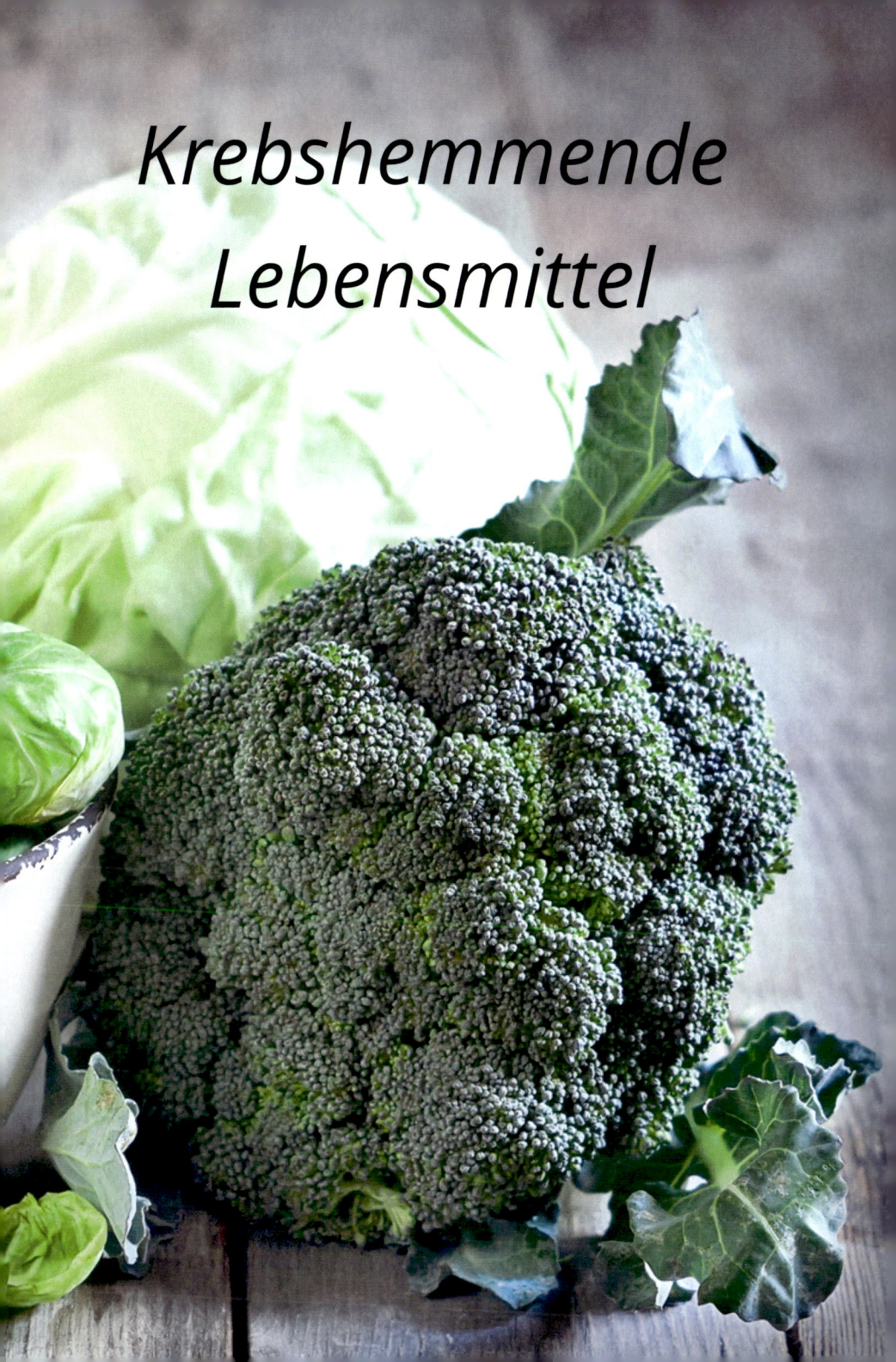

Paranüsse...

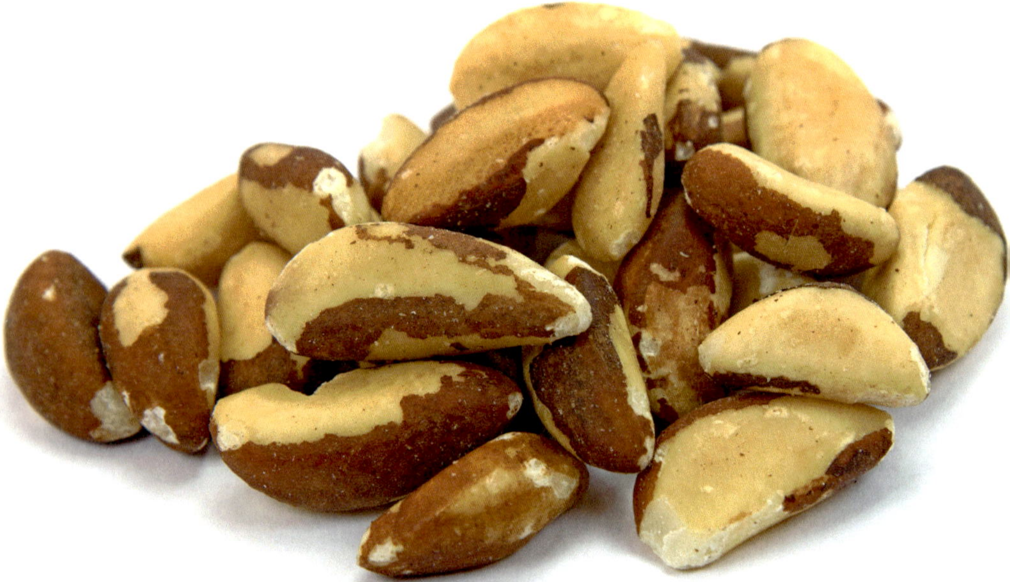

...schmackhaft, beste Selenlieferanten und in jedem Supermarkt erhältlich!

Tipp für den Verzehr!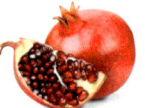

Mit zwei bis drei Paranüssen pro Woche kann der Selenbedarf gedeckt werden. Selenpräparate oder selenhaltige Lebensmittel sollten nicht gemeinsam mit Vitamin C-haltigen Produkten eingenommen werden, weil sonst die Aufnahme des Spurenelements in den Körper verringert sein kann.
Mindestens eine Stunde Abstand lassen!

Selen - was ist das?

Bis zu meiner Erkrankung bzw. Recherchen hatte ich nicht gewusst, wie wichtig **Selen** [gesprochen: Seleen] für den menschlichen Körper ist. Das Spurenelement ist essenziell, das heißt also absolut lebensnotwendig für den Organismus. Die erforderliche geringe Menge muss regelmäßig über unsere Nahrung zugeführt werden, da der Körper nicht in der Lage ist, es selbst herzustellen.

Wichtige Information!

Lassen Sie beim Hausarzt Ihren Selenspiegel messen! Dabei wird Blut abgenommen und in ein Speziallabor gesendet. Nach ca. einer Woche erhält man den Befund, der in Österreich zur Zeit 32,- Euro kostet. Der Test ist jedoch eine gute Investition in Ihre Gesundheit.

Bei Krebspatienten konnte beobachtet werden, dass ein deutlich niedrigerer Selenspiegel im Blut vorliegt, als bei gesunden Personen. Je weiter die Krankheit fortschreitet, desto mehr sinkt er allmählich ab.
Onkologen, die auf dem neuesten Stand der Wissenschaft praktizieren, empfehlen Ihnen daher während einer Standardkrebstherapie eine zusätzliche Unterstützung mit Selenpräparaten. In vielen Studien konnte der Beweis für den positiven Effekt erbracht werden.

Auch bei mir lag der Wert **weit** unter dem Referenzbereich. Auf Empfehlung von **Prof. Dr. med. Hans Josef Beuth** nahm ich ab dem Beginn meiner Strahlentherapie das Präparat **Equinovo** ein.

Prof. Dr. med. Hans Josef Beuth ist Leiter des Instituts zur wissenschaftlichen Evaluation naturheilkundlicher Verfahren an der Universität zu Köln. Er ist Autor einiger interessanter und sehr empfehlenswerter Bücher zum Thema Krebs. Einen Link zu seinen Büchern, sowie eine Buchempfehlung finden Sie im Anhang.

Mit Equinovo konnte mein Selenspiegel in kürzester Zeit innerhalb des Referenzwertes gebracht werden. Heute nehme ich dieses Präparat noch regelmäßig, um ihn sicherheitshalber auf entsprechendem Niveau zu halten. Erhältlich ist Equinovo auf Bestellung in jeder Apotheke.

Es gibt aber auch noch andere Möglichkeiten, den Gehalt im Blut zu beeinflussen: Essen Sie regelmäßig **Paranüsse!** Sie zählen zu den besten Selenquellen, sind schmackhaft und in jedem Supermarkt erhältlich.
Zwei bis drei dieser Nüsse pro Woche reichen normalerweise aus, um den Bedarf zu decken.

Gehen Sie aber durch eine regelmäßige Blutabnahme auf Nummer sicher. Meine Werte lasse ich zweimal pro Jahr messen - Sie auch?

Warum ist Selen so wichtig?

Krebszellen können in ihrem Wachstum von diesem Spurenelement gebremst werden, dies zeigt eine Reihe von Laboruntersuchungen. Im Verlauf einer Chemo- oder Strahlentherapie kann Selen die Wirkung auf Tumorzellen verstärken.

Es verhindert im Laufe der Krebstherapie Entzündungen der Schleimhäute, wodurch der Allgemeinzustand verbessert und das Abwehrsystem weniger geschwächt wird.
Auch speziell bei Lymphödemen haben Untersuchungen gezeigt, dass Selen die Entzündungen vermindert und dadurch äußerst hilfreich ist.

Zellen werden bei einer bösartigen Veränderung beeinflusst. Dabei wird die Produktion von Antikörpern stimuliert, welche die Aufgabe haben, Krankheitserreger und Schadstoffe auszuschalten.

Krebs kann durch Metalle wie Cadmium, Blei, Zink, Arsen, oder Chrom ausgelöst werden. Diese Metalle sind in der Lage, Reparaturenzyme im Körper zu hemmen, das Erbgut zu verändern und andere Krebsauslöser in ihrer Wirkung zu unterstützen. Selen greift hier krebsvorbeugend ein, indem es diese Metalle zu Metallseleniden und Proteinkomplexen bindet und somit unschädlich macht.

Durch Experimente mit menschlichen Tumorzellen fand man heraus, dass Selen das Zellwachstum hemmt. Zusätzlich regte es in Versuchen die Produktion des Proteins **p53** an und löste den programmierten Zelltod (Apoptose) aus.

Selen beeinflusst die Tumorzellen und verhindert die Wucherung. In Studien konnte die Zurückbildung von bösartigen Leberzellen unter der Einwirkung des Spurenelements beobachtet werden. Dabei kam es zur Hemmung der krebserregenden Substanzen.
Darüber hinaus wurden Gene aktiviert, die das Wachstum und die Teilung von normalen Zellen regulieren.

Wichtige Information!

Ich nehme drei bis vier Tabletten Equinovo wöchentlich, um meinen Selenspiegel im oberen Bereich des Referenzwertes zu halten.

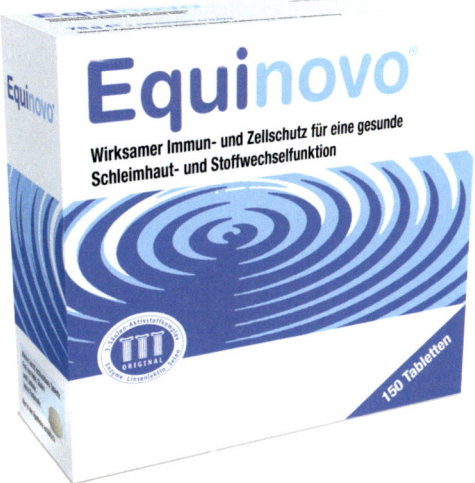

Curcuma - oft gesehen - nie gekauft

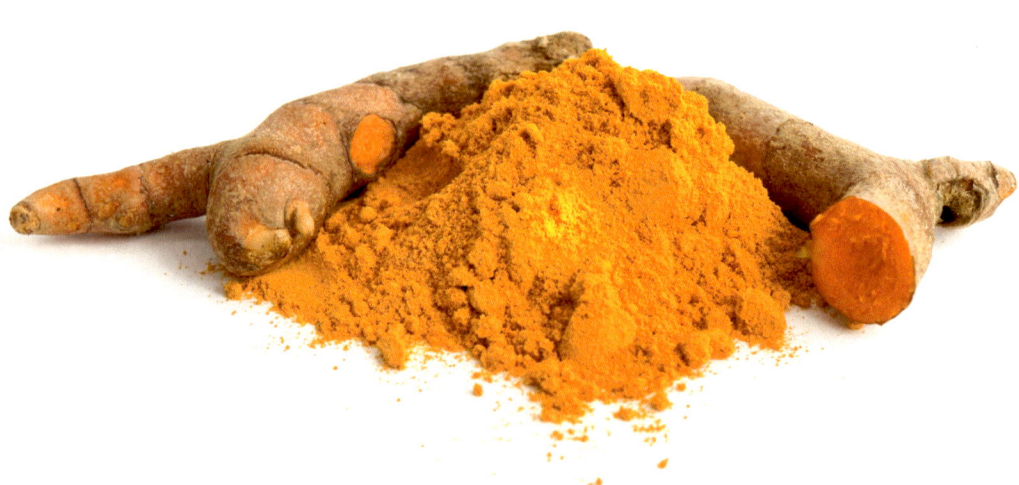

Tipp für den Verzehr!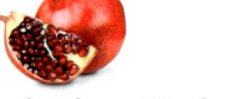

Ich nehme Curcuma dreimal pro Woche zu mir, jeweils nach meinem Ausdauertraining auf dem Crosstrainer:

Einen gehäuften Teelöffel Curcuma und zwei Teelöffel Olivenöl in ein Glas geben, etwas schwarzen Pfeffer dazugeben und verrühren. Dann eine Schale grünen Tee (Sencha) zubereiten und das Ganze trinkfertig vermischen.

Curcuma steht ganz unscheinbar im Gewürzregal jedes Supermarktes und die Wenigsten wissen, dass es eines der Lebensmittel mit den meisten entzündungs- und krebshemmenden Inhaltsstoffen ist. Zugegeben, wenn man kein Fan indischer Küche ist, kann der typische Geschmack dieses Gewürzes durchaus gewöhnungsbedürftig sein.

Wenn man es mit seinem Ursprung in Indien aber nicht nur auf seinen Geschmack reduziert und es genauer betrachtet, kommen Inhaltsstoffe zum Vorschein, die uns im Kampf gegen den Krebs einen großen Vorsprung verschaffen.

Curcumin, der orange-gelbe Inhaltsstoff des indischen Gewürzes, ist nicht nur ein intensives Färbemittel, sondern hat ein außergewöhnliches Potenzial, wenn es darum geht, das Wachstum von Krebs und Metastasen aufzuhalten. Die vielfältige Wirkungsweise ist durch zahlreiche Studien eindeutig belegt.

Dabei wirkt der Inhaltsstoff von Curcuma insbesondere auf sogenannte **Transkriptionsfaktoren.** Dies sind DNA-bindende Proteine, die bei der Entwicklung eines Tumors eine wesentliche Rolle spielen. Nur durch sie ist es möglich, dass sich aus Krebszellen ein Tumor entwickeln kann, da er durch diese Proteine Blutgefäße bildet, die ihn mit Sauerstoff und Nährstoffen versorgen.
Genau hier greift Curcumin krebsvorbeugend ein, indem es Transkriptionsfaktoren blockiert bzw. einfach ausschaltet und somit ein weiteres Tumorwachstum gestoppt wird.
Tausende positive Studienergebnisse, unzählige Publikationen führender Krebsforscher und beeindruckende Dokumentationen sind für mich Grund genug, Ihnen dieses Gewürz ans Herz zu legen.

Wenn Sie also dreimal pro Woche für den indischen Cocktail auf Seite 42 jedes Mal die Zähne zusammenbeißen müssen, denken Sie einfach daran: Auch Claudia Priewasser steht heute in Oberösterreich wieder vor dieser chemopräventiven Herausforderung.

Ingwer ist scharf auf Krebszellen!

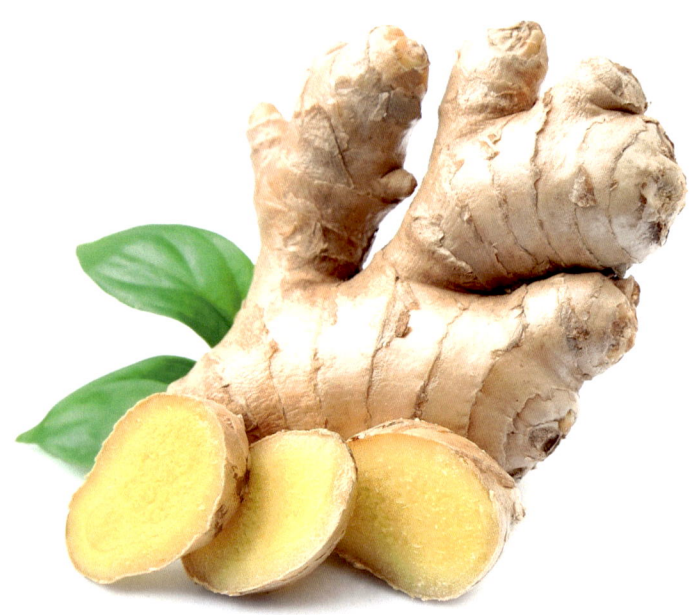

Tipp für den Verzehr!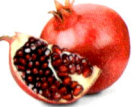

Ich nehme Ingwer mindestens zweimal pro Woche zu mir.

Kleine Ingwerstücke: Ingwer schälen, in kleine Stücke schneiden, pfeffern und essen. Die Schärfe lässt sich reduzieren, wenn man dazu ein Glas kaltes Wasser trinkt!

Ingwertee: Ingwerstücke in einen Topf geben, ca. drei Gläser Wasser dazugeben und am Herd leicht erhitzen, dann mindestens 12 Stunden stehen lassen. Abseihen und trinken.

Wissenschaftler schreiben der Verwandtschaft von Curcuma ebenfalls bemerkenswerte Eigenschaften bei der Krebsbehandlung zu, denn Untersuchungen ergaben, dass die im Ingwer enthaltenen Inhaltsstoffe **Gingerol** und **Shogaol** „scharf" auf Krebsstammzellen sind.

Schon im Jahr 2007 konnte anhand einer Studie in den USA die Fähigkeit von Ingwer gezeigt werden, Eierstockkrebszellen zu bekämpfen. Die Studie wurde von BMC Complementary and Alternative Medicine veröffentlicht. Das Ergebnis wurde später durch eine weitere Studie des University of Michigan Comprehensive Cancer Center bestätigt.

Im Jahr 2012 wurden Ergebnisse aus Untersuchungen in Bezug auf Prostatakrebs publiziert. Laut der Studie konnte mit Ingwer die Größe eines Prostatatumors um **56 Prozent** verringert werden.

Aber auch speziell in der Behandlung von Brustkrebs ist Ingwer ein wertvoller Begleiter. Forscher des Biological Sciences Department, einer Fakultät für Naturwissenschaften in Saudi-Arabien veröffentlichten eine Studie und verwiesen auf **ernsthafte Probleme bei der derzeitigen Brustkrebstherapie.** Demnach sprechen zwar Krebszellen zu Beginn auf eine Chemotherapie an, zeigen sich aber dauerhaft resistent gegen eine Vielzahl von Krebsmedikamenten, was zu vielen Rückfällen führt.

Die Inhaltsstoffe im Ingwer haben eine starke Anit-Krebs-Aktivität. Sie regulieren eine große Anzahl von Genen, die für ein Tumorwachstum entscheidend sind. Dabei fördern die Wirkstoffe den programmierten Zelltod der Tumorzellen und verhindern die Bildung neuer Blutgefäße.

Ingwer ist jederzeit und das ganze Jahr über im Handel verfügbar. Dadurch wird er zu einem unentbehrlichen Helfer für eine **„natürliche Dauerchemotherapie",** die geschädigte Zellen vernichtet und dabei gesunde Zellen aber verschont.

Weitere Gewürze

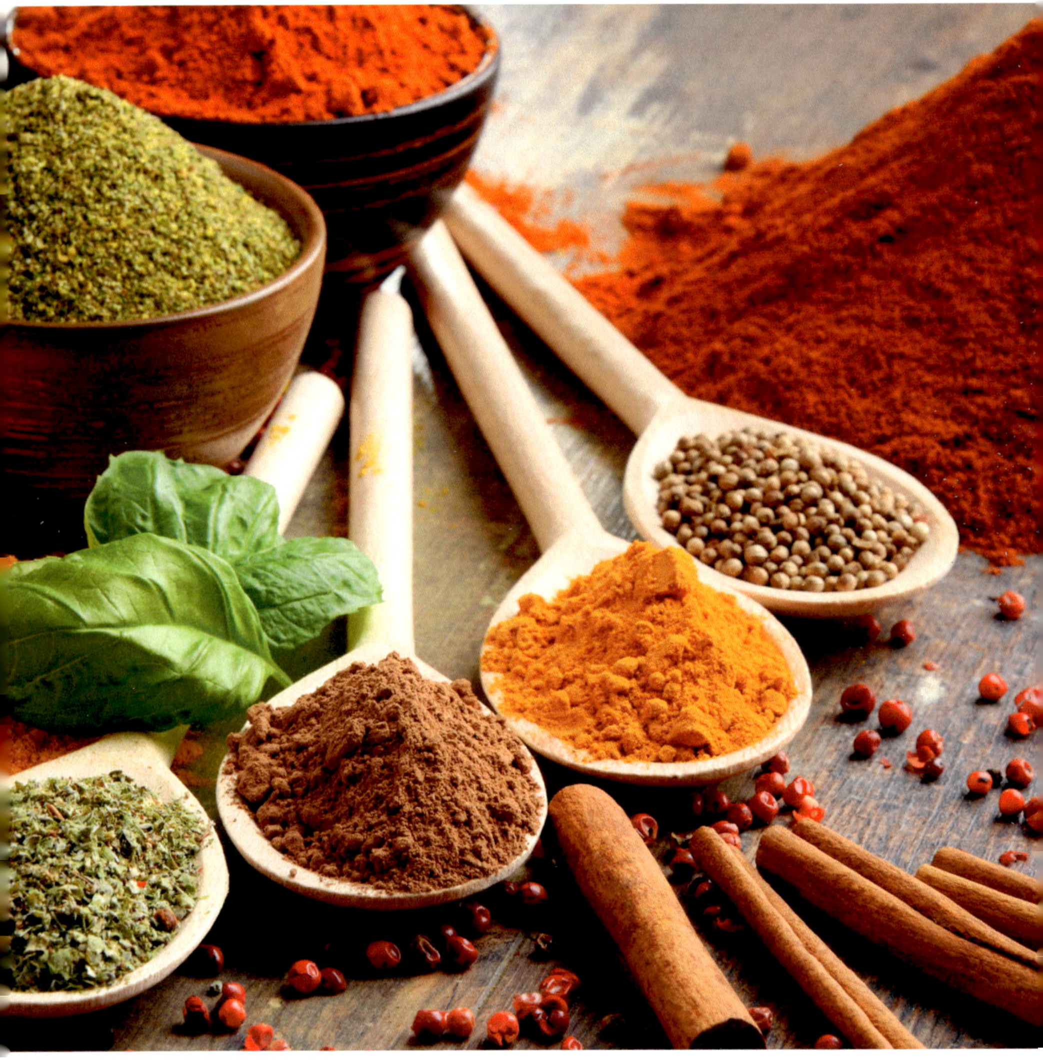

Tipp für den Verzehr!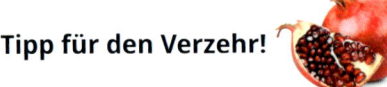

Verfeinern Sie Ihre Speisen mit verschiedenen Gewürzen!

Neben Curcuma und Ingwer gibt es noch eine Reihe von Gewürzen, die krebshemmende Stoffe enthalten und ein Tumorwachstum verlangsamen bzw. stoppen können.

Hervorzuheben sind hier vor allem Lippenblütler wie **Minze, Thymian, Majoran, Oregano, Kreuzkümmel, Basilikum und Rosmarin.** Sie alle enthalten aktive Moleküle, die in Laborversuchen eine krebshemmende Wirkung zeigten.

Die **Terpene** in diesen Gewürzen stören das Tumorwachstum, indem sie Wirkmechanismen blockieren, die für die Bildung eines Tumors ausschlaggebend sind. Es wurde nachgewiesen, dass Inhaltsstoffe der Lippenblütler **Ursolsäure** enthalten, ein Anit-Krebs-Molekül. Dieses ist in der Lage, Krebszellen direkt anzugreifen und zu hemmen.

Bei **Chili, Koriander, Fenchel, Anis und Kerbel** konnte eine entzündungshemmende Wirkung festgestellt werden.

Ihre Speisen dürfen also gern etwas würziger ausfallen!

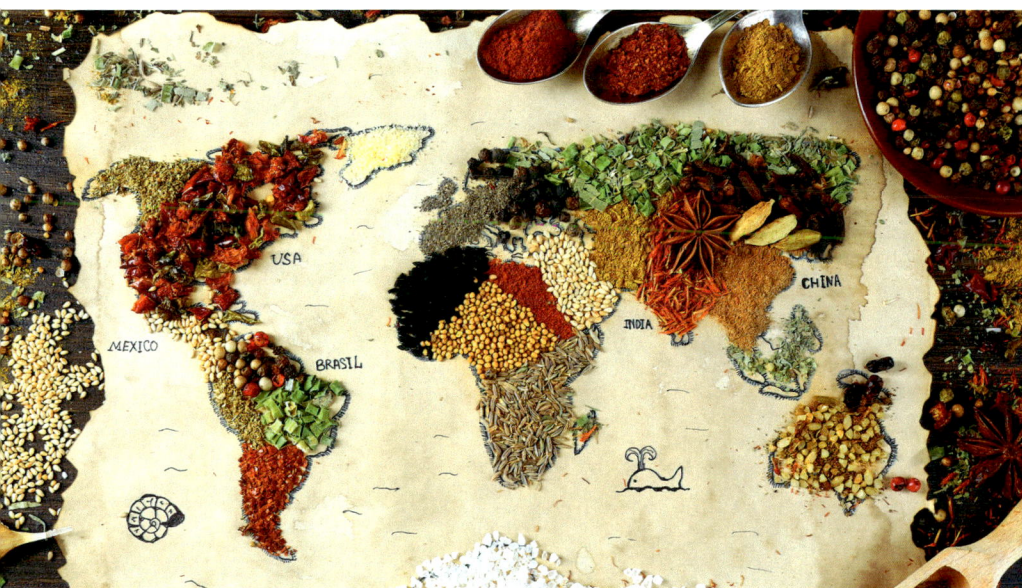

Petersilie und Sellerie

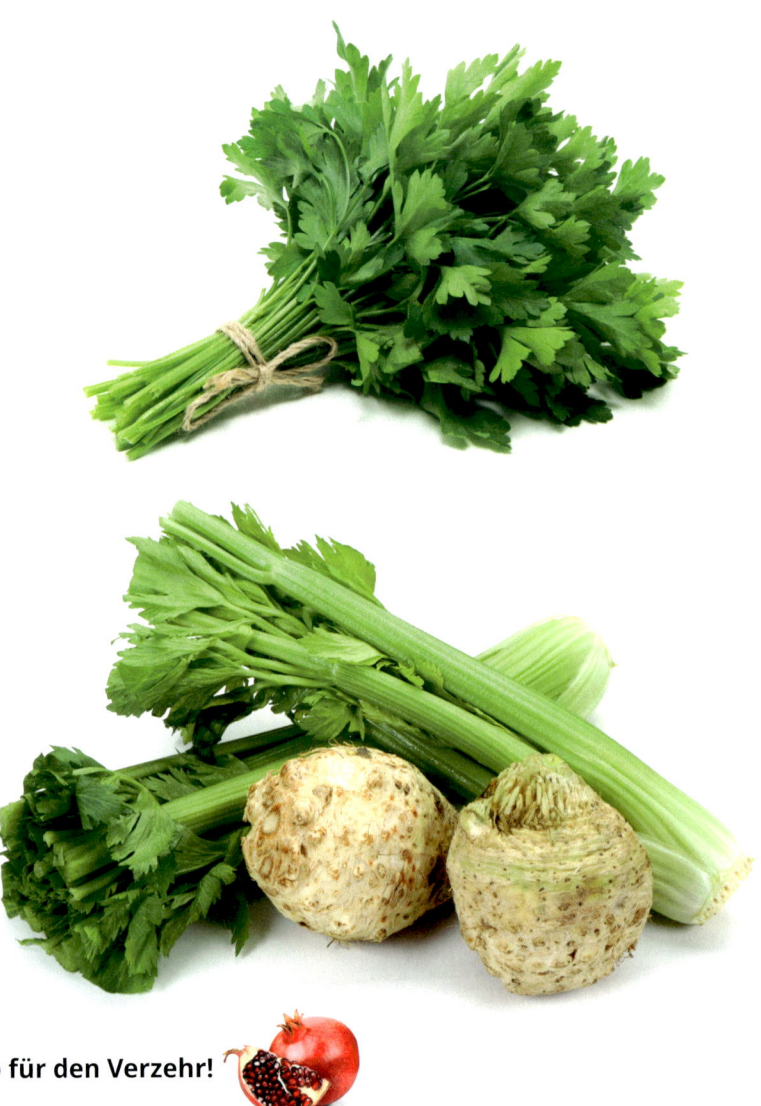

Tipp für den Verzehr!

Petersilie pflanze ich in meinem Garten selber an. Auch im Supermarkt ist die Petersilie als Bund oder als Kräutertopf das ganze Jahr über erhältlich. Sie ist als Würze für viele Speisen geeignet. Sellerie wird für meine Brokkolisuppe verwendet.

Apigenin, ein Inhaltsstoff, der in großen Mengen in **Petersilie und Sellerie** vorkommt, hemmt Krebszellen bei ihrer Entwicklung.

Zu diesem Ergebnis kommt **Prof. Dr. Salman Hyder** in einer Studie der University of Missouri. Hyder ist Autor unzähliger Publikationen und hat sich jahrelang auf die Erforschung von hormonabhängigen Krebsarten spezialisiert. Er bewies mit seinem Team, dass Apigenin die Weiterentwicklung von einem schnell wachsenden und tödlichen hormoninduzierten Brustkrebs effektiv stoppen konnte.
„Wir wissen, dass Apigenin das Wachstum von Brustkrebszellen auf drei Arten beeinflusst: Es induziert den Zelltod, die Zellproliferation wird gehemmt und die Expression eines Gens, das für ein Tumorwachstum erforderlich ist, wird reduziert", sagt Hyder.

Blutgefäße, die mit Apigenin behandelt wurden, haben kleinere Durchmesser, ein sehr interessantes Detail aus den Ergebnissen der Studie. Daraus schließen die Forscher: **Apigenin unterdrückt den Nährfluss zu den Tumoren.**

Hyder verwies darauf, es könnten weitere klinische Studien sofort beginnen, von der Industrie her würde aber kein Interesse bestehen, eine solche Studie zu finanzieren, weil mit einem Wirkstoff, der in **jedem Garten** wächst, kein Profit gemacht werden könne.

Neben den von Hyder durchgefuhrten Untersuchungen gibt es seit dem Jahr 2000 eine Vielzahl von Publikationen sowie eine deutsche Studie, die eine Wirkungsweise von Apigenin in Bezug auf verschiedene Arten von Krebs bestätigen.

Der hochwirksame Stoff in Petersilie und Sellerie trifft eine Krebszelle genau im kritischen Moment: Nach einer Verdoppelung der DNA, aber noch vor ihrer endgültigen Teilung. Dadurch kann ein weiteres Wachstum der Zelle verhindert werden.

Knoblauch

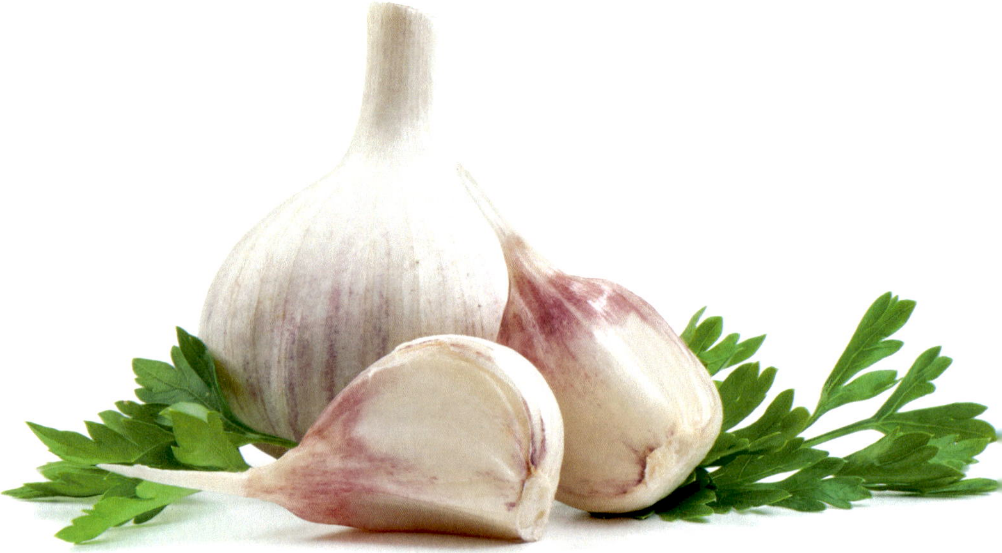

Tipp für den Verzehr!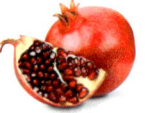

Knoblauch vor dem Verzehr mit einem Messer zerdrücken und 10 Minuten rasten lassen! Dadurch werden die Inhaltsstoffe zusammengeführt, welche die krebshemmenden Substanzen entwickeln. Ich esse Knoblauch regelmäßig zu verschiedenen Mahlzeiten und füge ihn bei meiner Brokkolisuppe hinzu.

Dass Knoblauch einen positiven Einfluss auf unsere Gesundheit hat, ist schon seit der Antike bekannt.

Ausschlaggebend für die gesundheitsfördernden Eigenschaften dieses Lauchgewächses sind schwefelhaltige Inhaltsstoffe. Bei Verletzung der Zellen, beim Pressen oder Kauen, kommt der Inhaltsstoff **Alliin** mit Enzymen in Verbindung und bildet das **Allicin**.
Durch eine chemische Reaktion zersetzt sich dieses in weitere Bestandteile und bildet das **Diallyldisulfid**, welches für den typischen Geruch verantwortlich ist und von vielen als unangenehm empfunden wird.

Im Gegenzug dazu kann die Knolle aber mit einer Menge von krebsvorbeugenden Besonderheiten aufwarten:

Die Inhaltsstoffe von Knoblauch sind in der Lage, krebserregende Substanzen wie **Nitrosamine** oder **Aflatoxin** effizient zu bekämpfen.

Studien chinesischer Forscher beschreiben eine krebshemmende Wirkungsweise, **sogar bei starken Rauchern**. Laut der Studie reichen **zwei Portionen in der Woche** aus, um das Risiko einer Lungenkrebserkrankung um **30 Prozent** zu reduzieren.

Innerhalb der letzten zehn Jahre wurden in Europa und China zahlreiche Studien durchgeführt, die dieses Ergebnis bestätigen und ebenfalls auf die positiven Merkmale verweisen.
Auch US-amerikanische Studien unterstreichen den wichtigen Gesundheitseffekt und empfehlen einen regelmäßigen Konsum.

Die krebshemmende Wirkung wird ihm also nicht nur nachgesagt, sondern gilt durch eine Reihe von Studien als zweifelsfrei bewiesen.

Knoblauch ist Medizin und gehört daher unbedingt auf die Liste jener Nahrungsmittel, die man regelmäßig zu sich nehmen sollte.

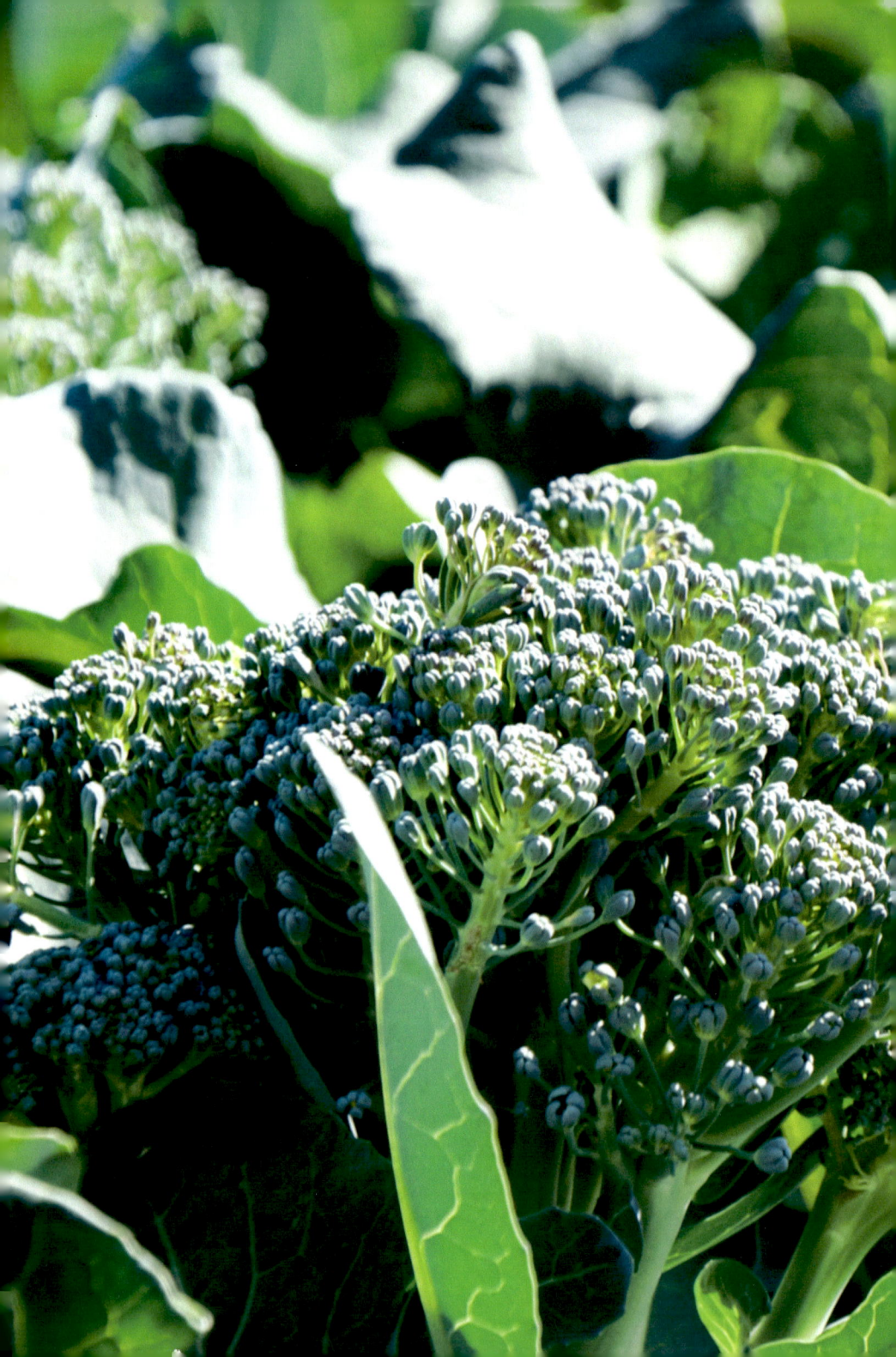

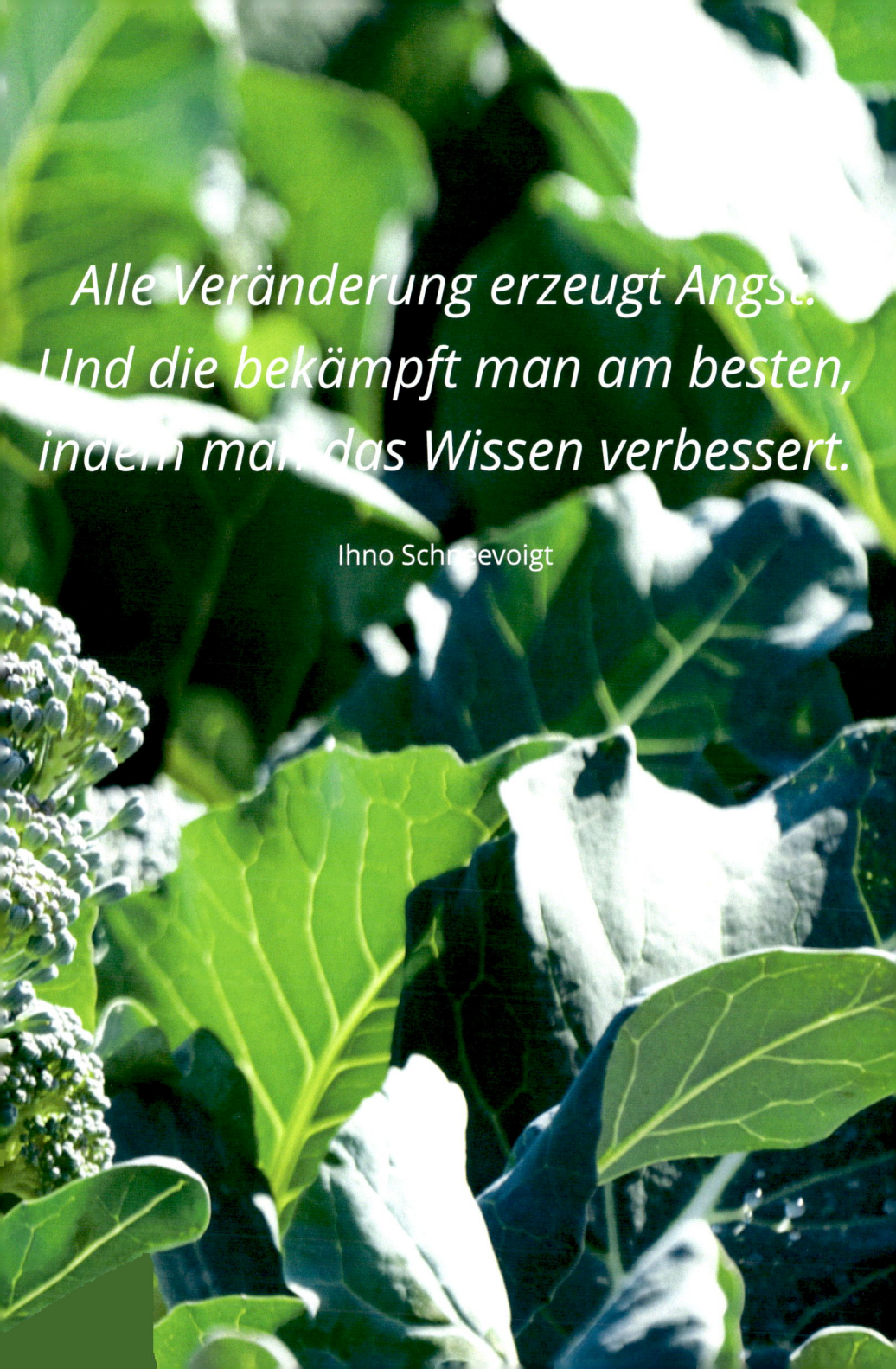

*Alle Veränderung erzeugt Angst.
Und die bekämpft man am besten,
indem man das Wissen verbessert.*

Ihno Schneevoigt

Brokkoli

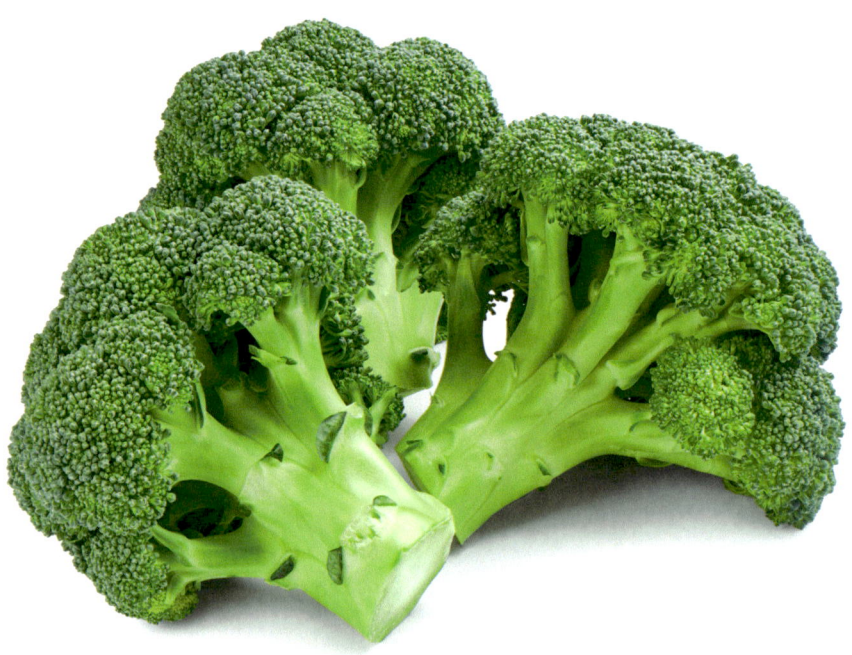

Wichtige Information!

Das Kochen von Brokkoli zerstört das krebsvorbeugende Sulforaphan bis zu 90 Prozent. Wird Brokkoli aber nur leicht gedämpft, beispielsweise in einem Dampfkocher, kann sogar eine Steigerung der gesundheitsfördernden Inhaltsstoffe erreicht werden.

Nimmt man Brokkoli als Beilage zu sich, sollte er außerdem sehr gut gekaut werden, denn dabei werden erst die krebshemmenden Substanzen gebildet bzw. freigesetzt.

Da Sulforaphan zu den Antioxidantien gehört und bekannt ist, dass Mikrowellengeräte die Zahl der Antioxidantien in der Nahrung stark reduzieren, ist eine Zubereitung von Brokkoli in der Mikrowelle keinesfalls zu empfehlen!

Über kaum ein Gemüse gibt es so viele positive Studienergebnisse, wie über Brokkoli, so wie viele hier empfohlene Lebensmittel, ein unscheinbares Kreuzblütlergewächs.

Wissenschaftler aus aller Welt sind sich inzwischen einig:

Brokkoli tötet Krebsstammzellen ab und das besser und effizienter als eine Chemotherapie!

Heute weiß man, genau diese Tumorstammzellen sind extrem hartnäckig und überleben meist die Chemotherapie, der Grund für ein Rezidiv und die Weiterentwicklung der Krankheit.
„Diese Zellen zeigen eine dauerhafte Resistenz gegen die Krebstherapie", so beschreibt es **Prof. Dr. Moul Dey** von der Universität in South Dakota. Seit Jahren hat er den Inhaltsstoff **Sulforaphan** im Visier, denn dieser greift Tumorstammzellen an und macht sie damit anfällig für eine Chemotherapie. Laut Moul Dey konnte bei Tests **75 Prozent** der behandelten Stammzellen innerhalb von nur **24 Stunden** abgetötet werden.

Insbesondere konnte am Krebsforschungszentrum in Heidelberg die Wirkung bei Bauchspeicheldrüsenkrebs beobachtet werden, einer äußerst aggressiven Art von Krebs. Das Gefährliche beim Bauchspeicheldrüsenkrebs ist, dass er in einem sehr frühen Stadium Metastasen absetzt. Dies erschwert die Behandlung enorm. Bis sich Beschwerden bemerkbar machen, sind meist schon andere Organe betroffen. Speziell in der Behandlung dieser heimtückischen Krebserkrankung gibt es durch den Wirkstoff Sulforaphan wieder neue Hoffnung.

Forscher in den USA führten eine Studie durch, bei der sie den Gemüsekonsum von fast 5000 an Brustkrebs erkrankten Frauen beobachteten. Das Risiko für eine Wiedererkrankung kann mit dem Verzehr von Kreuzblütlergewächsen sehr stark reduziert werden. **Also ab in die Gemüseabteilung und Brokkoli kaufen!**

Brokkolisprossen

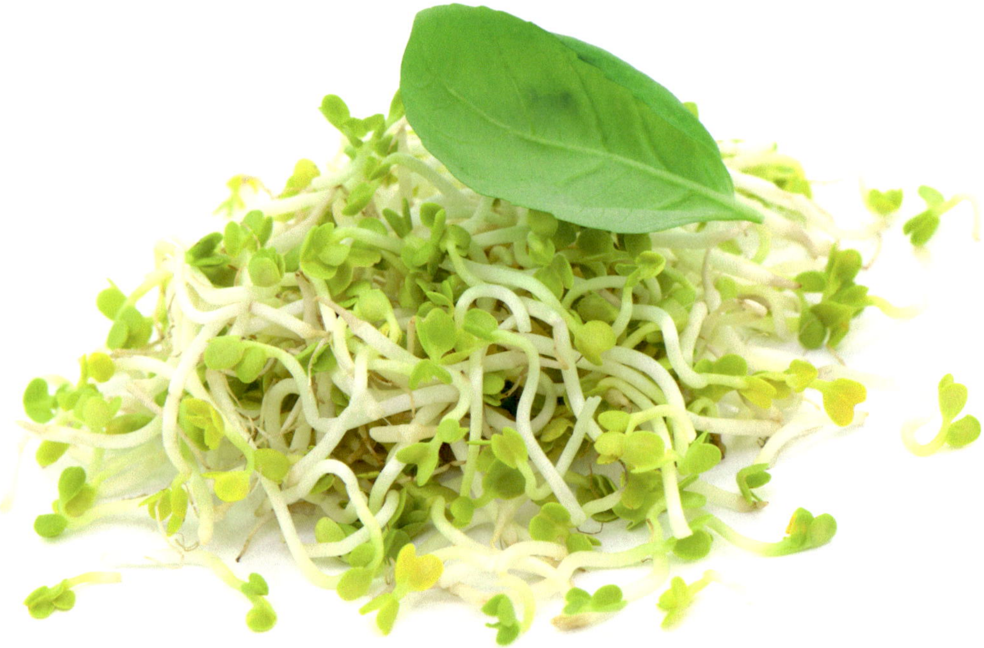

Tipp für den Verzehr!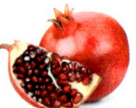

In der Praxis ist der Verzehr von Brokkolisprossen zum Beispiel gemeinsam mit probiotischem Joghurt sinnvoll, um so den krebshemmenden Effekt im Darm zu verstärken.

Ich liebe Brokkolisprossen und züchte sie selber - warum?

Ganz einfach - sie enthalten noch viel mehr **Sulforaphan** als Brokkoli, genauer gesagt die bis zu **100-fache Menge.** Brokkolisprossen haben einen herrlich frischen, kresseartigen Geschmack und passen zu einer Vielzahl von Speisen.

Sulforaphan zeigte in wissenschaftlichen Untersuchungen im Körper einen Einfluss auf Entzündungen und Infektionen bzw. die Hemmung des Tumorwachstums.

Zudem kommt es zu einer positiven Auswirkung auf die Darmflora. Da diese als Basis für ein gesundes Immunsystem gilt, ist der Wirkstoff von größter Bedeutung.

Prof. Dr. Elizabeth Jeffery, Wissenschaftlerin an der Universität Illinois, hat Sulforaphan vier Jahre lang in Studien intensiv erforscht und ist zu beeindruckenden Ergebnissen gekommen.

In ihren Publikationen beschreibt sie, dass Sulforaphan durch eine **erhöhte Anzahl an Darmbakterien freigesetzt wird** und durch die Aufnahme im Körper ein krebshemmender Vorgang ausgelöst wird. Im unteren Darmabschnitt finden sich Bakterien, die an der Verarbeitung von Nahrungsmitteln beteiligt sind. Beim vorbeugenden Effekt spielen diese eine große Rolle, da sie das enthaltene Senföl für die Absorption in den Körper verfügbar machen. Um eine erhöhte Menge dieser speziellen Darmbakterien zu erreichen, empfehlen Forscher die direkte Kombination mit probiotischen Lebensmitteln.

Drei Portionen wöchentlich reichen bereits aus, um eine vorbeugende Wirkung zu erzielen.

Der Samen für Brokkolisprossen ist im Onlinehandel erhältlich, ebenfalls sehr praktische **Keimgläser für die Zucht.** Es kann aber auch ein feines Netz oder Sieb zur Zucht verwendet werden.

Die Keimlinge müssen zu Beginn **ca. 12 Stunden** in Wasser aufquellen. Danach lässt man das Wasser abfließen. Die Saat wird unter fließendem Wasser täglich drei- bis viermal gespült, wodurch eine Schimmelbildung verhindert wird. Wasserrückstände der Spülung versorgen den Samen mit der erforderlichen Feuchtigkeit zur Keimung. Vom Ansetzen bis zum verzehrfertigen Produkt dauert es nur **4 bis 5 Tage.**

Meerrettich (Kren)

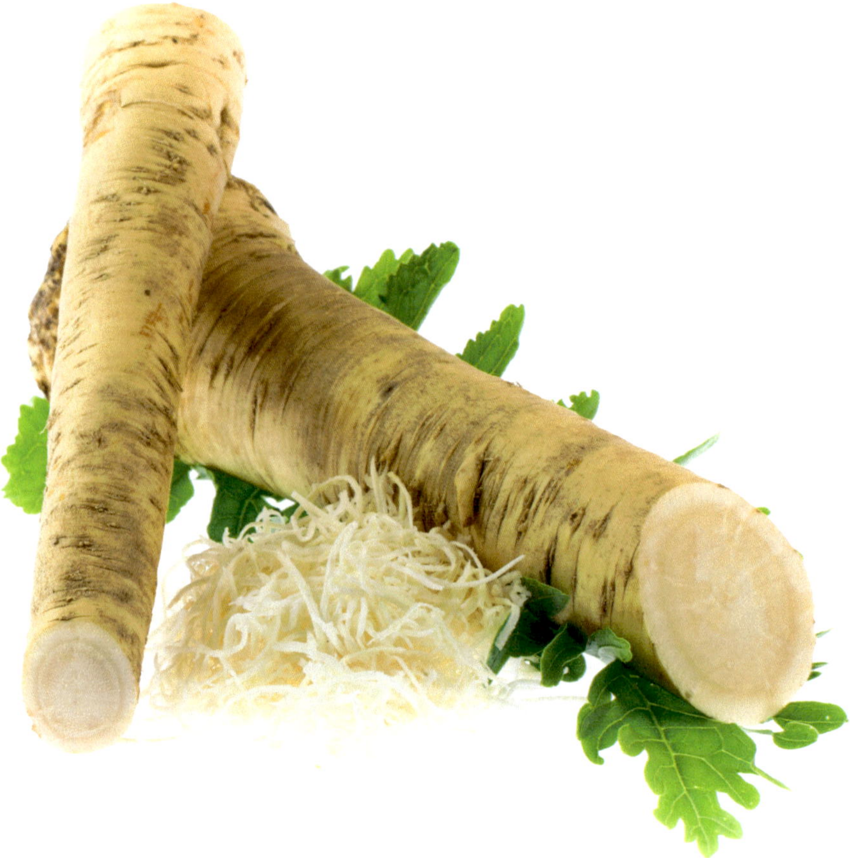

Tipp für den Verzehr!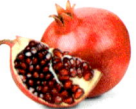

Meerrettich esse ich regelmäßig in geriebener Form oder gebe ihn als Würze in meine Brokkolisuppe.

Meerrettich hat scharfe Inhaltsstoffe, die erst dann aktiv werden, wenn man die Wurzel reibt oder kaut.
In Österreich wird er Kren genannt und gerne frisch gerieben gemeinsam mit Senf zu Frankfurter Würstel serviert. Dabei kann dem einen oder anderen Genießer schon mal die Luft für kurze Zeit wegbleiben. Das Taschentuch für die laufende Nase sollte beim Verzehr ebenfalls griffbereit sein. Meerrettich regt Galle und Magen an und liefert wichtiges Vitamin C.

Aber der Kren kann weit mehr:

Er ist ein Gewächs aus der Familie der Kreuzblütler. Insekten machen einen großen Bogen um ihn, denn er produziert als Fraßschutz **Senfölglycoside**. Diese sind Ursache der reizenden Wirkung des Meerrettichs auf Schleimhäute.

Wie bei allen Kreuzblütlern werden Substanzen zunächst in getrennten Zellen gespeichert. Kommt es zum Aufbrechen dieser Zellen, durch Insektenfraß oder bei Verarbeitung der Wurzel, mischen sich Glucosinolate mit Enzymen und es werden Senföle gebildet.
Meerrettich ist dadurch vor Fraßfeinden sicher, beim Menschen fließen die Tränen. Senföle regen unter anderem die Verdauung an und steigern die Durchblutung der Schleimhäute.

Flavonoide und **Senföle** haben außerdem ein antioxidatives Reaktionsvermögen. Sie fangen Radikale und hochreaktive Verbindungen ab, wie sie zum Beispiel bei UV-Licht entstehen bzw. überführen diese in unschädliche Substanzen. Meerrettich beugt einer Veränderung des DNA-Biomoleküls vor.

Versuche zeigten krebshemmenden Einfluss von Glucosinolaten gegen Speiseröhren-, Magen-, Brust-, Leber- und Lungenkrebs. Sie besitzen die Fähigkeit, eine Apoptose auszulösen.

Kohlrabi

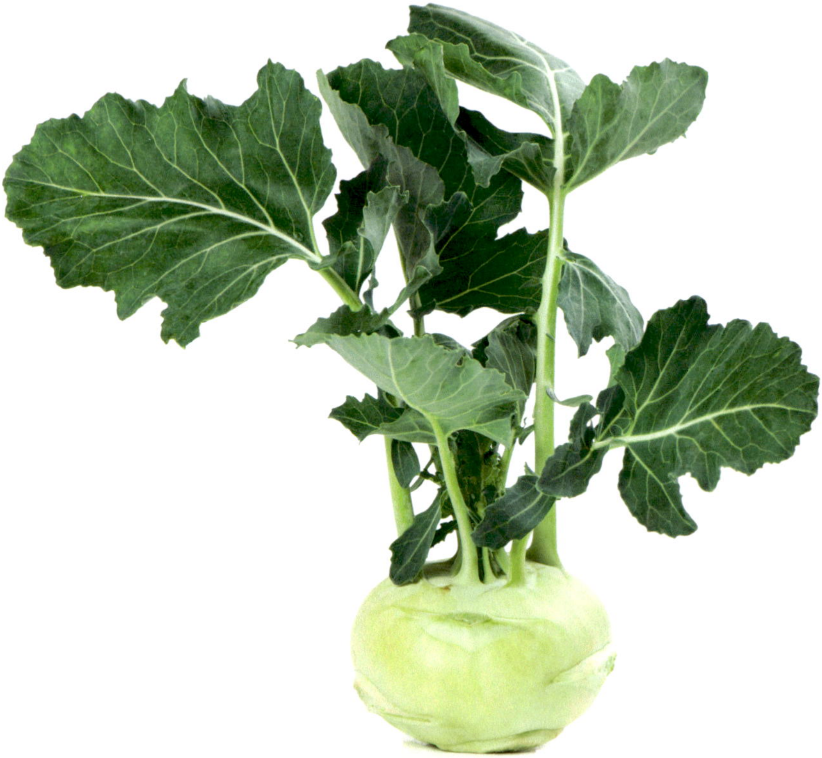

Tipp für den Verzehr!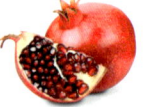

Für Salat verwende ich regelmäßig Kohlrabi. Er wird dazu mit einem Reibeisen grob gerieben, dann werden nach Belieben Cocktailtomaten hinzugegeben, mit Olivenöl und etwas Essig angerichtet. Mit Kümmel, frisch geriebenem Pfeffer und Brokkolisprossen verfeinern. Der Salat passt hervorragend zu Fischgerichten und vielen anderen Speisen.

Da der Kohlrabi auch zur besonders gesunden Kohlfamilie der Kreuzblütler gehört, ist auch er mit ihren krebshemmenden Vorzügen ausgestattet. Er liefert Phosphor, Kalium, Magnesium, Jod, Kalzium und enthält große Mengen Antioxidantien.

Das Gemüse hat viele gesundheitliche Vorteile. Die Nährstoffe stimulieren Entgiftungsenzyme und schützen vor Brust,- Darm,- und Prostatakrebs. Die Kohlsorte enthält verschiedene Muster von **Glucosinolaten** mit einer intensiven Anti-Krebs-Wirkung.

Ein weiterer Wirkstoff, den Wissenschaftler in Studien bereits 1960 genauer unter die Lupe genommen haben, ist das **Indol-3-Carbinol (I3C)**. Dabei handelt es sich um ein Abbauprodukt von Glucosinolaten, das auch in allen anderen Kreuzblütlergewächsen vorkommt. I3C besitzt die erwähnenswerte Fähigkeit, östrogenabhängige Krebsarten wie Brust- oder Gebärmutterhalskrebs zu hemmen.

Leider führte die Erkenntnis aus Studien zur Markteinführung von **I3C-Präparaten**, die nicht empfehlenswert sind, dennoch von vielen Krebspatienten gekauft werden.

Kohlrabi ist sehr kalorienarm und damit perfekt als krebshemmender Bestandteil einer Diät geeignet. Da er den Blutzuckerspiegel stabilisiert, werden Heißhungerattacken abgewehrt.

Ich baue Kohlrabi im Hochbeet selber an und verwende in der Zwischensaison Produkte aus dem Supermarkt. Speziell dann erkennt man den Unterschied zwischen Glashausware und einem Freilandprodukt.

Herbstrüben werden in meinem Garten ebenfalls angebaut. Auch diese gehören zu den Kreuzblütlern und sind eine willkommene Abwechslung für Salate und Beilagen in der kalten Jahreszeit. Bei Herbstrüben ist der herbe Geschmack der Senföle noch deutlicher zu erkennen, als bei Kohlrabi.

Rosenkohl

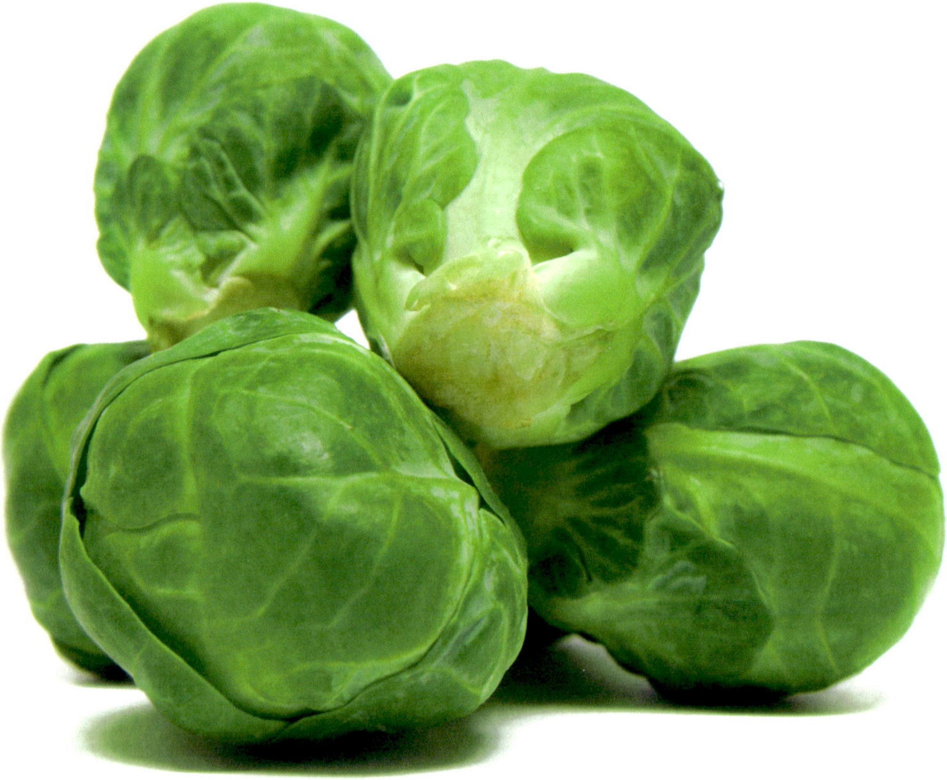

Tipp für den Verzehr!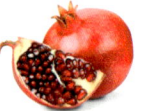

Rosenkohl eignet sich zu allen möglichen Hauptgerichten. Wichtig ist, ihn nicht zu kochen, sondern nur kurz zu dünsten, damit die krebshemmenden Stoffe erhalten bleiben!

Rosenkohl ist **die** Vitamin-C Bombe unter den Kohlsorten, denn keine andere Sorte beinhaltet mehr von diesem Vitamin. In hundert Gramm der kleinen Röschen stecken beachtliche 115 Milligramm.

In der Familie der Kreuzblütler enthält er auch zudem die größte Menge an **Glucosinolaten.**

Besonders hervorzuheben ist der Inhaltsstoff **Sinigrin**. Das Senföl wirkt antioxidativ, hält somit die Zellen gesund und schützt sie vor freien Radikalen. Es sorgt auch für den leicht bitteren Geschmack des Gemüses und kommt unter anderem im schwarzen Senf, sowie auch im Meerrettich vor. Schwarzer Senf enthält besonders viel von diesem Wirkstoff.

In einer von PLOS veröffentlichten chinesischen Studie konnte nachgewiesen werden, dass Sinigrin durch einen p53-abhängigen Weg Krebszellen hemmen kann. Es wurde die Leberfunktion verbessert und die Tumoraktivität reduziert. Der Pflanzenstoff ist in der Lage, apoptotische (zelltötende) Mechanismen in Gang zu setzen.

Beim Grillen von Fleisch bilden sich neben oxidativen Substanzen auch **Amine**. Rosenkohl kann hier nach Aussagen von Forschern den „Entgiftungsstoffwechsel" beeinflussen und schützend wirken.

Ein Wissenschaftlerteam aus Wien untersuchte, wie sich der Konsum dieses Gemüses auf den menschlichen Organismus auswirkt und verabreichte den Studienteilnehmern täglich über einen Zeitraum von sechs Tagen **300 g** gegarten Rosenkohl.

Mit dem Verzehr können Menschen sich vor Zellschäden durch Amine und reaktive Sauerstoffformen schützen. Die Studie gab auch erste Hinweise darauf, wie der komplizierte Schutzmechanismus funktioniert.

Meine Brokkolisuppe

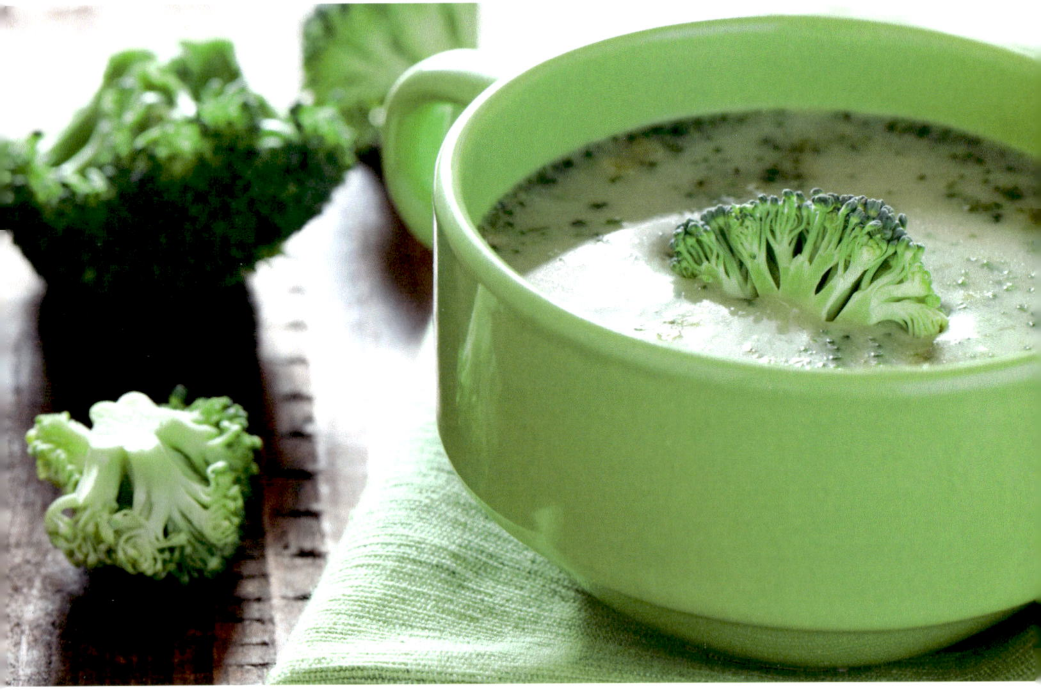

Tipp für den Verzehr!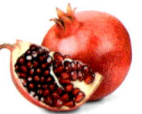

Einen ganzen Brokkoli waschen, die Brokkoliröschen in kleine Stücke teilen. Den Brokkolistiel schälen und ebenfalls zerkleinern.
Eine Zwiebel, eine rote Paprika und eine ganze Sellerieknolle verarbeiten und in einem Topf mit etwas Olivenöl glasig anrösten. Die Brokkolistücke dazugeben und schonend dämpfen.
Einen Liter Gemüsebrühe vorbereiten, anschließend alles mit dem Mixstab pürieren. Danach die Suppe erwärmen, nicht kochen!
Nach Belieben geriebenen Kohlrabi, Knoblauch und Meerrettich hinzufügen. Mit selbst gezüchteten Brokkolisprossen und Petersilie servieren. Schwarzer Pfeffer und frisch geriebene Muskatnuss dienen als Würze.

Eigentlich ist **Suppe** gar nicht die richtige Bezeichnung: **„Gemeinsames Feuerwerk krebshemmender Stoffe"** wäre viel passender!

Mindestens zweimal in der Woche steht sie auf meinem Speiseplan. Dann kommt alles, oder zumindest vieles, was sich in den letzten Jahren auf dem Gebiet der krebshemmenden Lebensmittel einen Namen gemacht hat, in einem Topf zusammen. Dann beraten sich **Sulforaphan** und **Allicin** darüber, wie sie in meinem Körper Krebszellen in den sicheren Zelltod führen und ausschalten.

Diese Suppe ist meine Antwort auf Zellen im Körper, die nur daran denken, sich auf irgendeine Weise zu entarten. Sie ist ein Signal an die DNA und meine Lebensversicherung, ein Teil von mir und wird mich bis über den 100. Geburtstag hinaus konservieren.

An diesem Tag wird mich ein Reporter nach meinem Geheimrezept für das hohe Alter fragen. Ich werde diese Seite aufschlagen und sagen:

„Vor 48 Jahren habe ich mir etwas ausgerechnet: Wenn ich zweimal pro Woche die Brokkolisuppe auf der Seite 64 esse, sind das pro Jahr 104 Suppen. Das macht in 48 Jahren 4992 Brokkolisuppen mit Unmengen an krebshemmenden Stoffen.
Dazu kommen noch die 520 Suppen, die ich bereits gegessen habe. Macht also bis zu meinem 100. Lebensjahr insgesamt rund **5512 Brokkolisuppen**. *Im Jahr 2016 waren sich Wissenschaftler aus aller Welt bereits einig, dass es Lebensmittel mit Inhaltsstoffen gibt, die eine krebshemmende Wirkung aufweisen. Ich hatte den Weitblick, mich an die Empfehlungen der damals führenden Krebsforscher gehalten und nicht auf Kritiker gehört."*

Diese Seite ist allen Forschern gewidmet, die im Kampf gegen Krebs tätig sind und ihre beeindruckenden Ergebnisse aus Versuchen und Studien der Weltöffentlichkeit zur Verfügung stellen.

Effektivität in der Anwendung

Lebensmittel mit krebshemmendem Potenzial verstärken sich tatsächlich gegenseitig in ihrer Intensität.

Bei Untersuchungen, die ebenfalls an der Universität von Illinois durchgeführt wurden, fand man heraus, dass Brokkoli in Kombination mit Brokkolisprossen die krebsbekämpfenden Effekte fast verdoppelt.
Getestet wurden zwei Gruppen von Männern. Die erste Gruppe nahm **ausschließlich Brokkolisprossen** zu sich, die zweite **Brokkolisprossen in Verbindung mit Brokkolipulver**.

Dabei stellten die Wissenschaftler bei der zweiten Teilnehmergruppe eine fast doppelte Menge von krebshemmenden Substanzen im Blut fest, was den Beweis für einen gegenseitigen Wirkungseffekt lieferte.

Die Kombination beider Produkte führte nicht nur zu einer höheren Konzentration der Stoffwechselprodukte, sondern konnten diese viel rascher im Blut der Probanden identifiziert werden. Dabei dauerte es nur **30 Minuten**, bis die Wirkstoffe im Blut festgestellt wurden.

Studienleiterin Prof. Dr. Elizabeth Jeffery empfiehlt deshalb, einfach mit verschiedenen krebshemmenden Lebensmitteln zu kombinieren, zum Beispiel Brokkoli gemeinsam mit Brokkolisprossen oder Meerrettich zu verzehren. *„Je würziger, desto besser"*, sagt sie.

Eine ähnliche Reaktionsweise konnte auch bei **EGCG** beobachtet werden, einem wichtigen Polyphenol und verantwortlich für die krebshemmenden Eigenschaften von grünem Tee. In geringer Dosis ist es nicht in der Lage, den Tod von Krebszellen auszulösen. Wird es einer Krebszelle jedoch **gemeinsam mit Curcumin** verabreicht, wird eine Reaktion herbeigeführt, die den Zelltod verursacht.

Versuche mit Curcumin zeigten wiederum einen extremen Synergieeffekt mit dem Pfeffermolekül **Piperin**. Durch dieses erreicht es eine bis zu **1000-fache Wirkung** und ausreichende Intensität, mit der das Verhalten einer Krebszelle beeinflusst werden kann.

Krebs muss als eine chronische Krankheit betrachtet werden. Dabei können Sie jeden Tag nutzen, entarteten Zellen permanent über die Nahrung Wirkstoffe zu verabreichen, die sie schwächen bzw. abtöten. Speziell wenn es darum geht, dies mit bestmöglicher Effektivität zu tun, ist es aber sehr wichtig zu wissen, dass einige Stoffe durch Zugabe einer zweiten Komponente intensiviert werden können.

Am Beispiel von Curcuma ist dies am besten dargestellt. Die Laborergebnisse zeigen in Studien eindeutig eine extreme Vervielfachung der Wirkung, wenn **Curcuma gemeinsam mit schwarzem Pfeffer** verabreicht wird. Ein weiteres Beispiel ist wie schon erwähnt **Brokkoli in Verbindung mit Brokkolisprossen** zu verzehren, was zur Verdopplung der Wirksamkeit führt. Und wiederum gibt es aussagekräftige Studienergebnisse aus New Jersey USA, die eine Synergie zwischen **Curcuma und Kohlgemüse** beschreiben.

Dies zeigt auch, dass man gründlich sein muss, wenn es um die Themen Gesundheit und Krebsnachsorge geht. Gesund zu leben bedeutet in unserer heutigen Gesellschaft für viele Menschen nur, Obst und Gemüse mehr oder weniger auf den wöchentlichen Speiseplan zu stellen.

Um aber eine Krankheit wie Krebs zu heilen oder sie von vornherein zu verhindern, ist es notwendig, eine gezielte tägliche Dosis an krebshemmenden Substanzen zu sich zu nehmen und das mit maximaler Effektivität!

Beim nächsten Einkauf in der Gemüseabteilung sollten Sie bedenken: Mit den Zutaten für eine Brokkolisuppe, mit Himbeeren oder Granatapfel kann man noch heute die Krebszellen von morgen bekämpfen.

Brunnenkresse

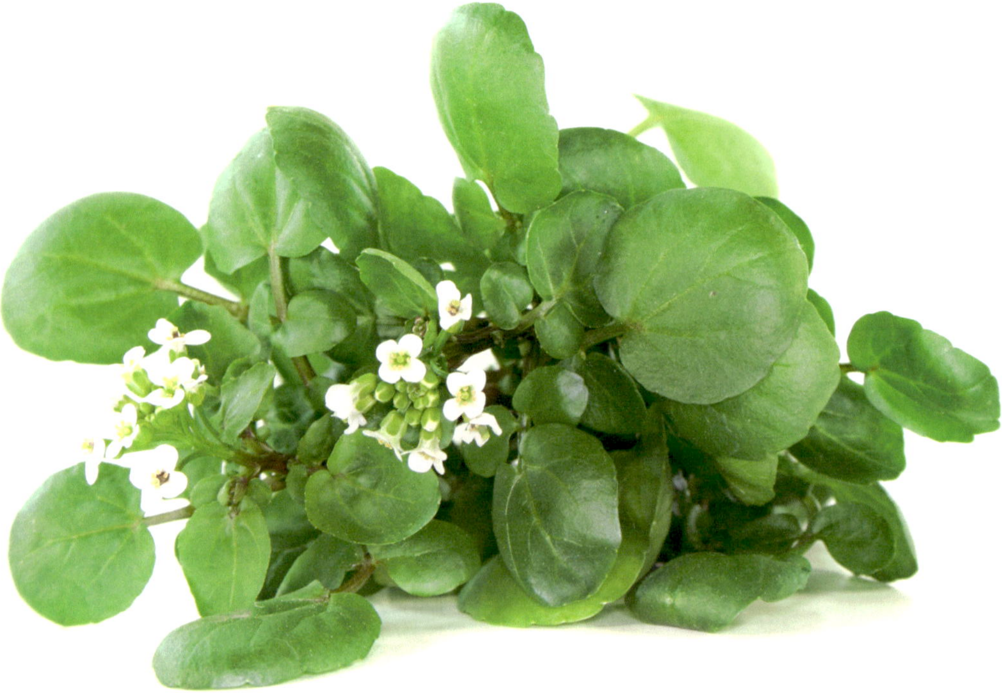

Tipp für den Verzehr!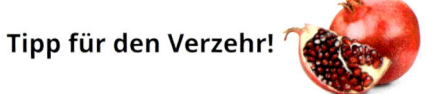

Mit Brunnenkresse kann man vielen Salaten und Speisen eine besondere Note verleihen. Man findet sie das ganze Jahr über am Rand fließender Gewässer.

Forscher von Centers of Disease Control and Prevention, Georgia, USA haben in einer Untersuchung 47 der gängigsten Obst- und Gemüsesorten untersucht und nach ihrem Nährstoffgehalt bewertet.

Welche Sorte ist auf dem 1. Platz? Na klar, die Brunnenkresse!

Deshalb darf auch sie hier nicht fehlen. Das Kreuzblütlergewächs enthält die höchste Konzentration der wichtigsten Vitamine.
Brunnenkresse ist aber auch ein potenzieller Partner, wenn es darum geht, die Entstehung und das Wachstum von Krebs zu verhindern. Sie schützt den Körper vor DNA-Schäden und wirkt antioxidativ.
Die Wasserpflanze enthält **Glucosinolate**, die ganz speziell bei der Wirkung gegen Krebserkrankungen eine Rolle spielen und krebserregenden Stoffen wie zum Beispiel **Tabakrauch** entgegentreten.

Bei der Bildung eines krebsartigen Gewächses wird ein Protein **(HIF)** abgegeben, das Signale versendet, um das umliegende Gewebe zu veranlassen, neue Blutgefäße zu entwickeln. Diese versorgen den Tumor dann mit Sauerstoff und Nährstoffen.

An der Universität von Southampton entdeckten Forscher, dass ein Inhaltsstoff, der in großen Mengen in Brunnenkresse vorkommt, diesen Vorgang komplett blockieren kann:

Der Pflanzenwirkstoff **Phenethylisothiocyanat** (PEITC) beeinflusst die Funktion des Proteins (HIF) und schaltet dieses in den Blutzellen aus.
In der Studie wurde eine Gruppe von Brustkrebspatientinnen beobachtet, die sich einer Diät unterzog. Danach nahmen die Studienteilnehmerinnen **80 g** der Kresse zu sich. Innerhalb von 24 Stunden wurden dann Blutproben abgenommen, die das oben genannte Ergebnis zum Vorschein brachten.

Wenn Sie also am Rand fließender Gewässer die Brunnenkresse sehen, sollten Sie diese pflücken und genießen - sie ist ein krebshemmendes Geschenk unserer Natur mit hervorragendem Geschmack.

Rote Bete

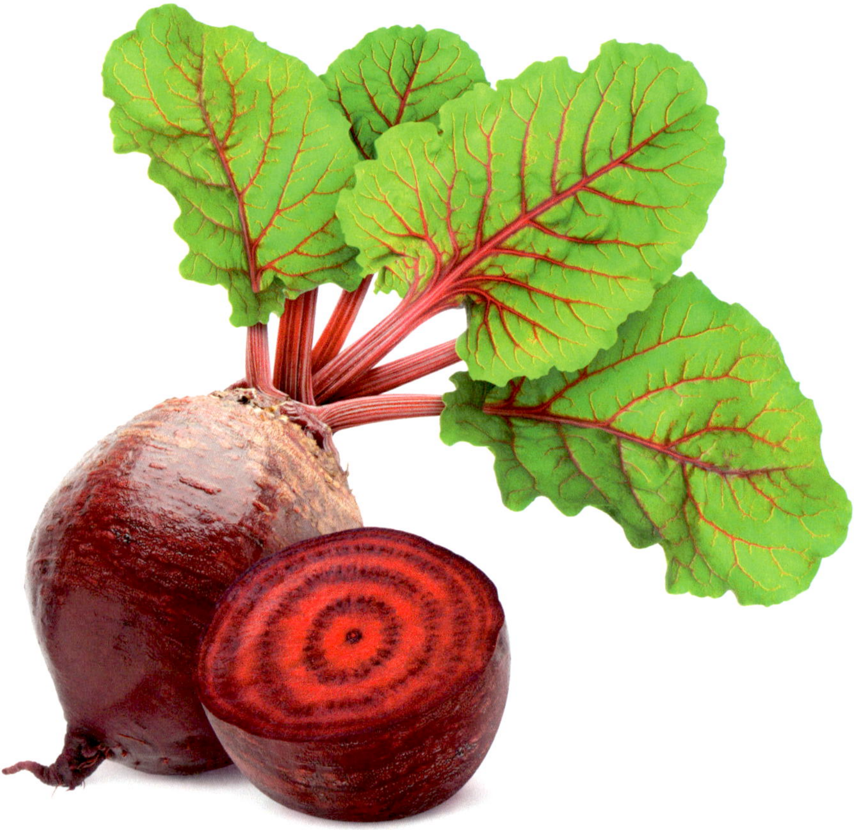

Tipp für den Verzehr!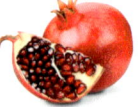

Auch Rote Bete ist ein fixer Bestandteil meiner Ernährung. Ich bereite mit diesem Gemüse einen schmackhaften Salat (roh) zu und trinke regelmäßig 100 % Rote Bete Muttersaft, der in Drogerien, Bioläden oder in Onlineshops erhältlich ist. Diese Rüben sind es wert, ihnen einen Platz im Hochbeet freizuhalten.

Rote Bete [auch rote Rübe oder Rahne] ist mit Zuckerrübe und Mangold verwandt. Das Wintergemüse war schon bei den Römern für seinen heilenden Einfluss bekannt und enthält viele Vitamine und Antioxidantien. Folsäure, Mangan und Ballaststoffe sind wichtige Bestandteile der weit verbreiteten Rübe mediterranen Ursprungs.

Besonders interessant zeigt sich der rote Farbstoff **Betanin.** Das wasserlösliche Glycosid kennt man auch als Lebensmittelzusatzstoff **E 162**. Wie bei vielen natürlichen pflanzlichen Färbemitteln wurde auch bei Betanin eine Heilwirkung festgestellt. Es ist für die entzündungshemmenden, antioxidativen und entgiftenden Eigenschaften verantwortlich.

Die bekannteste Studie für die krebshemmende Wirkung geht bis in die 1950er Jahre zurück. Der ungarische Arzt **Dr. Alexander Ferenczi** hatte mit rohem Rote Bete-Saft bei Krebspatienten hervorragende Erfolge erzielt. Populär wurde die Studie durch einen an Lungenkrebs erkrankten Patienten, den Ferenczi angeblich in nur wenigen Wochen heilte.

Wenn Sie beginnen Rote Bete zu essen, keine Sorge: Es sieht zwar so aus, aber Sie haben **kein Blut** im Urin! Die Färbung ist unbedenklich.

Bei Nierensteinen ist jedoch Vorsicht geboten, denn die rote Rübe enthält **Oxalsäure**, welche eine Steinbildung begünstigt!

Die Rahne hat einen hohen Anteil an Nitraten. Britische Forscher fanden heraus, dass diese erhöhte Blutdruckwerte nachhaltig senken.

Rote Bete enthält den sekundären Pflanzenstoff **Betain**, ein leichter Stimmungsaufheller, auch bekannt als **Trimethylglycin**. Durch eine Reihe von Wirkmechanismen erhöht es den Serotoninspiegel und kann genutzt werden, um Depressionen zu lindern.

Mit dieser Kulturpflanze tun Sie deshalb nicht nur viel für Ihre Gesundheit, sondern sind dabei auch noch gut gelaunt!

Tomaten

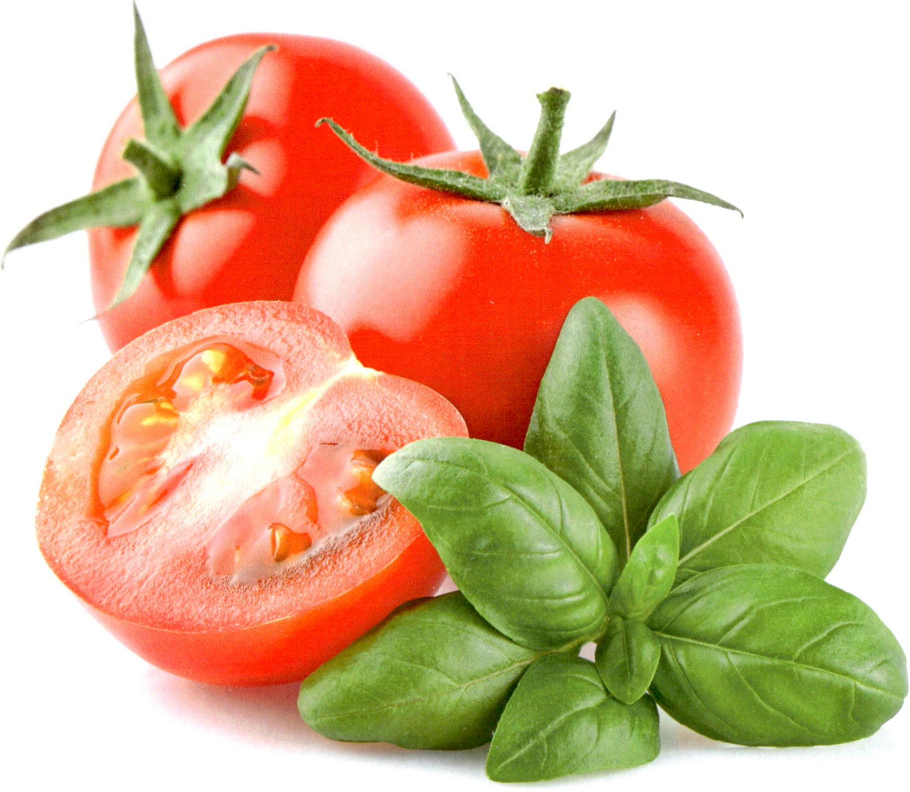

Tipp für den Verzehr!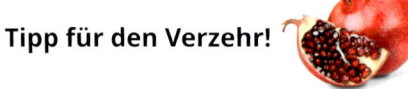

Tomaten und Cocktailtomaten verzehre ich regelmäßig zu Salaten. Ich mache daraus auch Letscho und Saucen.

Von all den bisher in diesem Buch vorgestellten Lebensmitteln, haben Sie vielleicht dieses bis jetzt unbewusst am meisten in Form von Ketchup oder Letscho zu sich genommen.

Tomaten enthalten das besonders starke Antioxidans **Lycopin**.

Dr. Edward Giovannucci, Professor an der Harvard University und Leiter einer klinischen Studie, belegte eine **30-prozentige Reduktion** des Risikos für Prostatakrebs, wenn Männer mindestens einmal täglich Tomatengerichte oder tomatenhaltige Produkte verzehren. Wer den Rat also befolgt, kann sich vor der meist diagnostizierten Krebserkrankung bei Männern effektiv schützen.

Bei seiner Studie, in der die Ernährungsgewohnheiten von rund 50.000 Männern ausgewertet wurden, fügte Giovannucci noch hinzu, dass die Teilnehmer mit dem geringsten Erkrankungsrisiko auch allgemein einen gesünderen Lebensstil pflegten.

Lycopin ist das **Carotinoid** mit dem größten antioxidativen Potenzial. Die antikanzerogene Wirkung ergibt sich aus der Eigenschaft, eine ausgezeichnete Verbindung zwischen den Zellen herstellen zu können.

Wie für alle Carotinoide bzw. sekundären Pflanzenstoffe gilt für Lycopin die Empfehlung, es nicht in Form von hochkonzentrierten Präparaten einzunehmen, da dies sogar zu einem erhöhten Krebsrisiko führt!

Wichtige Information!

Lycopin ist nur in Fett löslich. Deshalb haben Tomaten alleine und im rohen Zustand verzehrt, einen weniger hohen Wert für die Gesundheit. Die Aufnahmefähigkeit im Körper kann erhöht werden, wenn man Tomaten zum Beispiel gemeinsam mit Olivenöl, als selbst hergestelltes Ketchup oder Tomatensauce zu sich nimmt.

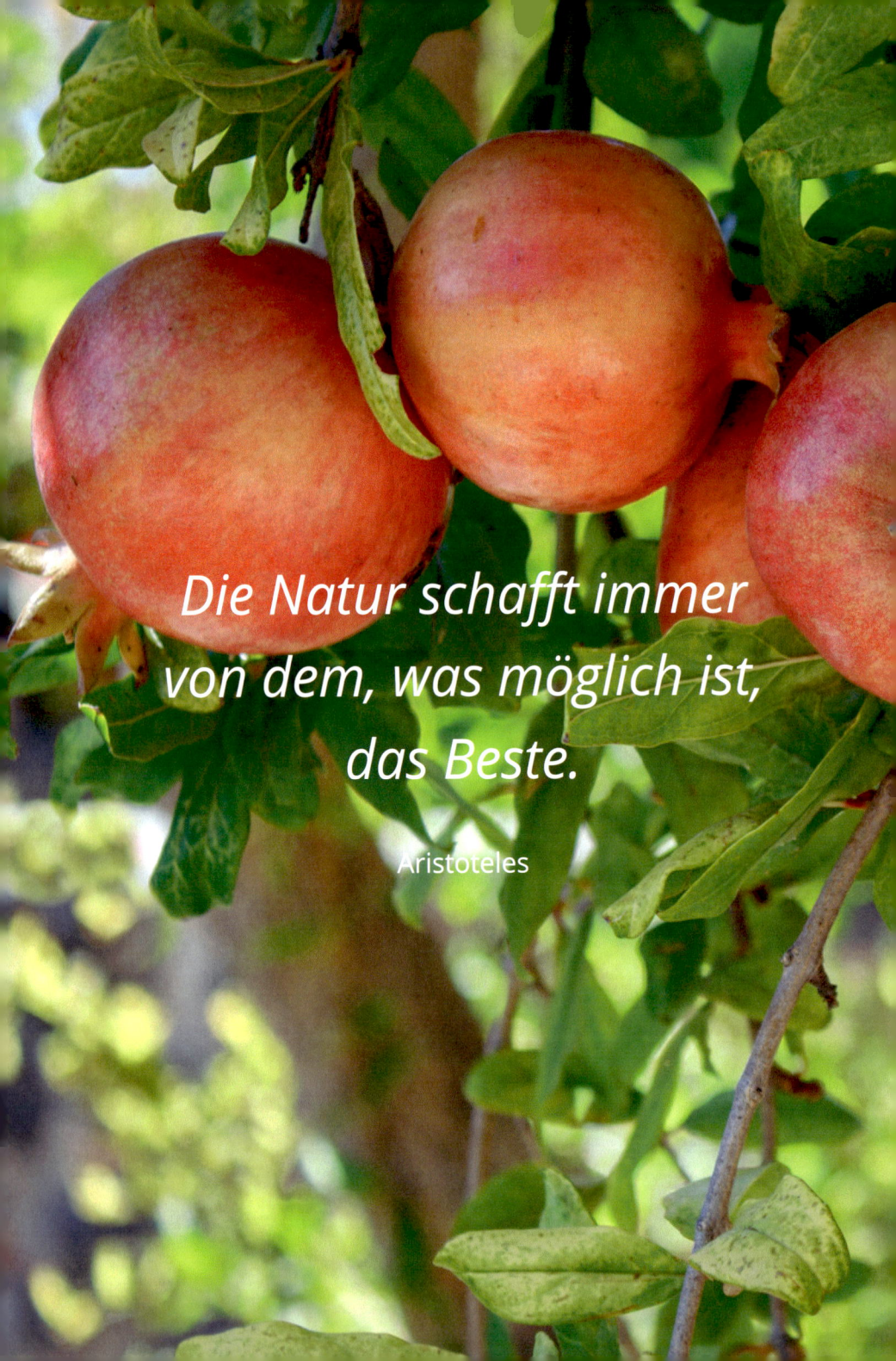

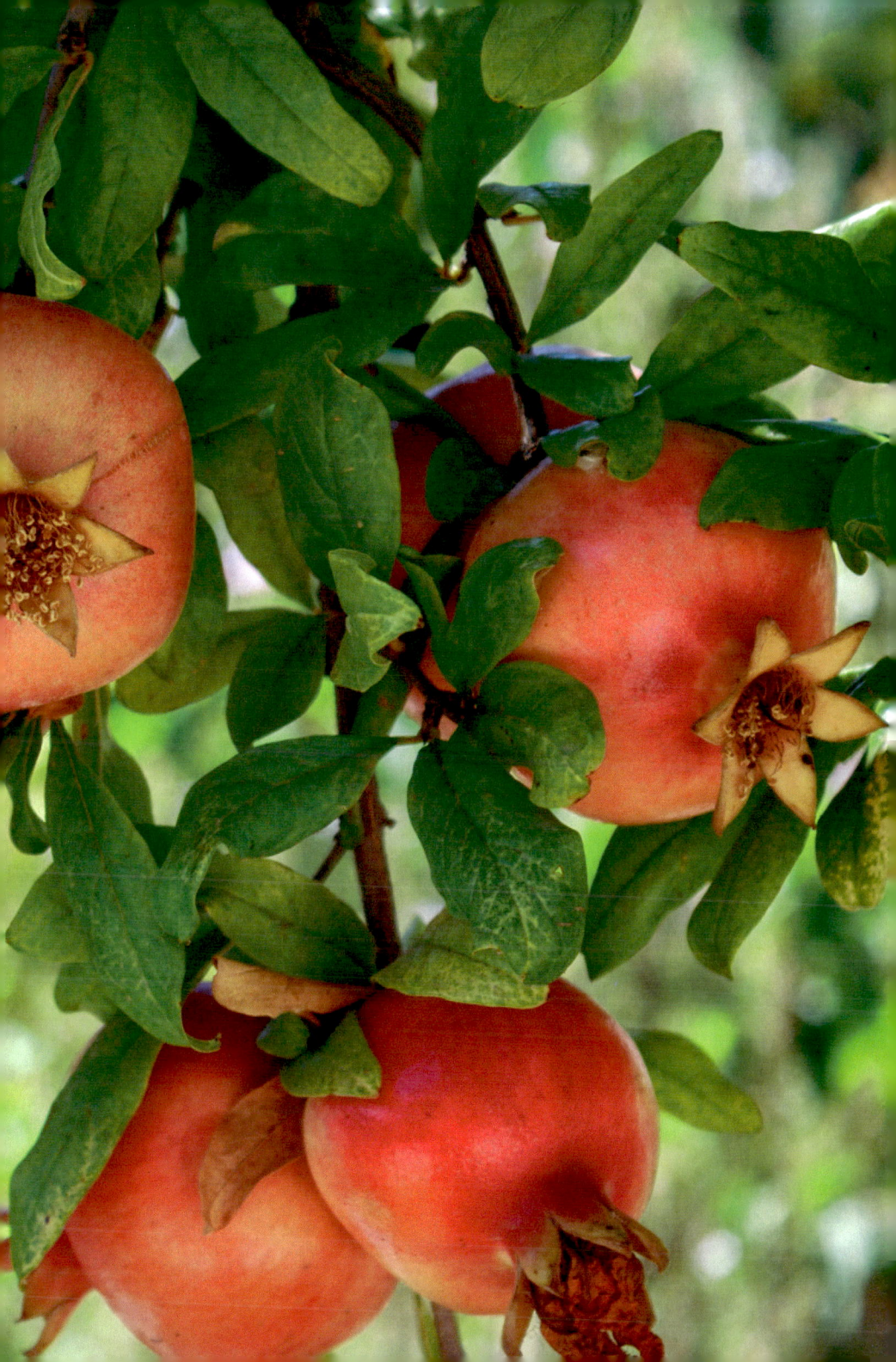

Granatapfel

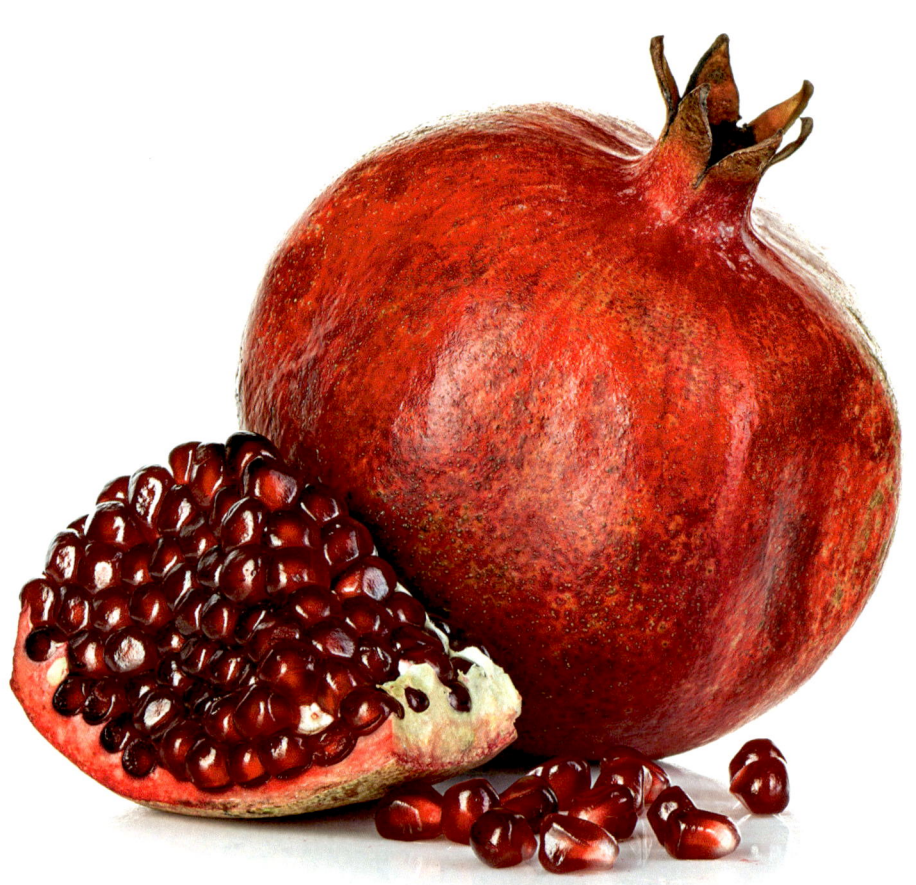

Tipp für den Verzehr!

Ich esse zweimal pro Woche die Kerne eines ganzen Granatapfels. Zusätzlich trinke ich regelmäßig 100 % Granatapfelsaft, erhältlich in guten Drogerien, Bioläden oder im Onlinehandel.

Wie in der Einleitung des Buches bereits beschrieben, war meine erste Erfahrung mit dieser Frucht alles andere als positiv, da ich anfangs direkt in den Granatapfel gebissen hatte und die Randschicht äußerst bitter ist. Aber ich lernte die vorteilhaften Eigenschaften zu schätzen.

Erforschungen der University of California Riverside erzielten mit Granatapfellösung bei metastasiertem Prostatakrebs hervorragende Erfolge. Daher starteten die Wissenschaftler Labortests an Brustkrebszellen.

Die Ergebnisse daraus waren beeindruckend:

Mit einprozentiger Granatapfellösung konnte das Tumorwachstum gestoppt werden, eine fünfprozentige Lösung führte zum Absterben der Tumorzellen. Die Forscher machen dafür hauptsächlich **Ellagsäure** verantwortlich, aus der ein Granatapfel zu **40 Prozent** besteht.

Der Granatapfel ist somit eine Wunderwaffe gegen Brustkrebs!

Information zur zukünftigen Brustkrebsvorsorge:

Forscher und Ärzte der Mayo Clinic Florida haben eine vielversprechende Methode zur Detektion von Brustkrebs entwickelt. Es nennt sich **MBI** (Molecular breasting imaging) und ist im Gegensatz zur Mammographie ein komplett schmerzfreies Verfahren zum Nachweis von Brustkrebs. MBI verwendet radioaktive Tracer, welche durch eine Vene in den Arm injiziert werden. Anschließend wird die Brust mit einem Scanner untersucht, wobei jene Stellen, die von Krebs betroffen sind, am Screening unterschiedlich hell erscheinen. Dabei detektiert MBI schnell wachsendes Gewebe (Tumorzellen) heller, als langsam wachsende Zellen. Leider befindet sich die Neuentwicklung weltweit noch in der Zertifizierungsphase und ist zurzeit nur direkt in der Mayo Clinic in Florida durchführbar. Es bleibt zu hoffen, dass sich diese Vorsorgemöglichkeit durchsetzt, denn es wäre eine schonende schmerzfreie und kostengünstige Technik für die Früherkennung von Brustkrebs.

Mango

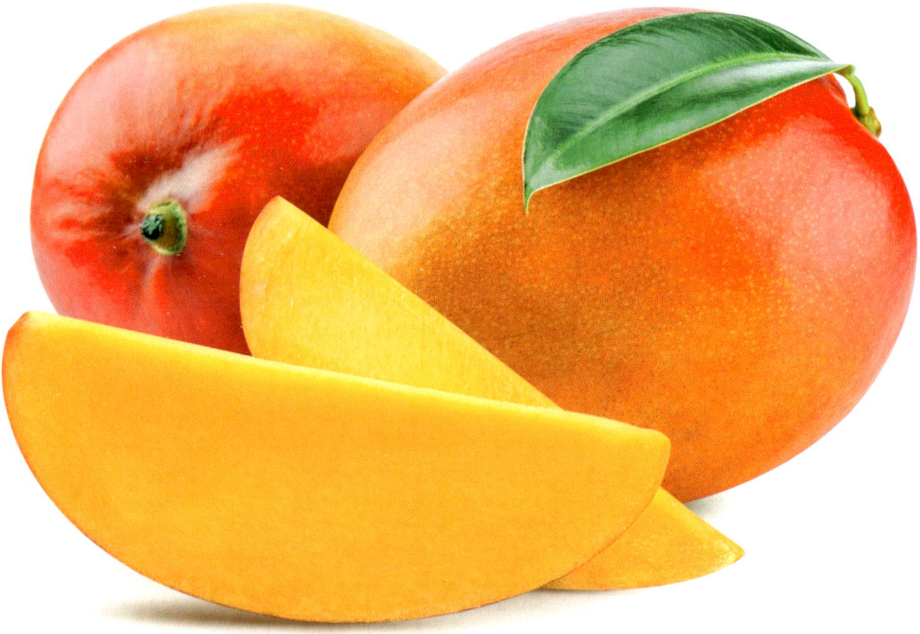

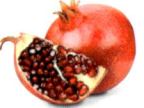

Tipp für den Verzehr!

Ich esse ein- bis zweimal pro Woche eine Mango. Die Frucht schmeckt speziell in den heißen Sommerwochen erfrischend und ist eine gesunde Alternative zu kalorienreichen Cocktails und Eis.

Forscher von Texas Life Research haben festgestellt, dass Mangos ein Wachstum von Krebszellen, speziell in Brust und Darm hemmen können. Weitere Untersuchungen ergaben: Die Frucht greift schon vor der Entwicklung der Krankheit ein.

Dr. Susanne Talcott und ihr Mann **Dr. Steve Talcott** führten eine Studie durch, in der das krebshemmende Potenzial getestet werden sollte. Die Forscher konnten eine krebsvorbeugende Wirkung der enthaltenen Stoffe nachweisen.

Sie testeten Mango Polyphenol-Extrakte auf Dickdarm-, Brust-, Lungen-, Leukämie und Prostatakrebs. Polyphenole sind natürliche Substanzen, die in Pflanzen mit einer Vielzahl von Verbindungen enthalten sind.
Mango zeigte krebshemmende Auswirkungen auf Leukämie, Lungen- und Prostatakrebs, die **effektivste Wirkung wurde jedoch bei Brust- und Darmkrebszellen** beobachtet. Der regelmäßige Verzehr wird laut Studie auf jeden Fall empfohlen.

Wissenschaftler haben mittlerweile über 4000 Polyphenole im Pflanzenreich identifiziert, viele dieser Stoffe sind in der Südfrucht enthalten. Deshalb gilt sie als gesundes und hochrangiges Supernahrungsmittel.

Die Inhaltsstoffe sind in der Lage, schädliche Krebszellen zu eliminieren und dabei gesunde Zellen zu verschonen. Ein Phänomen, das es in der pharmazeutisch basierten Medizin nicht gibt. Bei einer Chemotherapie werden beispielsweise auch gesunde Zellen geschädigt.

Für den Verzehr ist die Frucht ideal geeignet, wenn sie duftet und bei Druck leicht nachgibt. Schwarze Flecken sind ein Zeichen für den höchsten Reifegrad, daher sollte die Mango noch am selben oder am nächsten Tag gegessen werden.

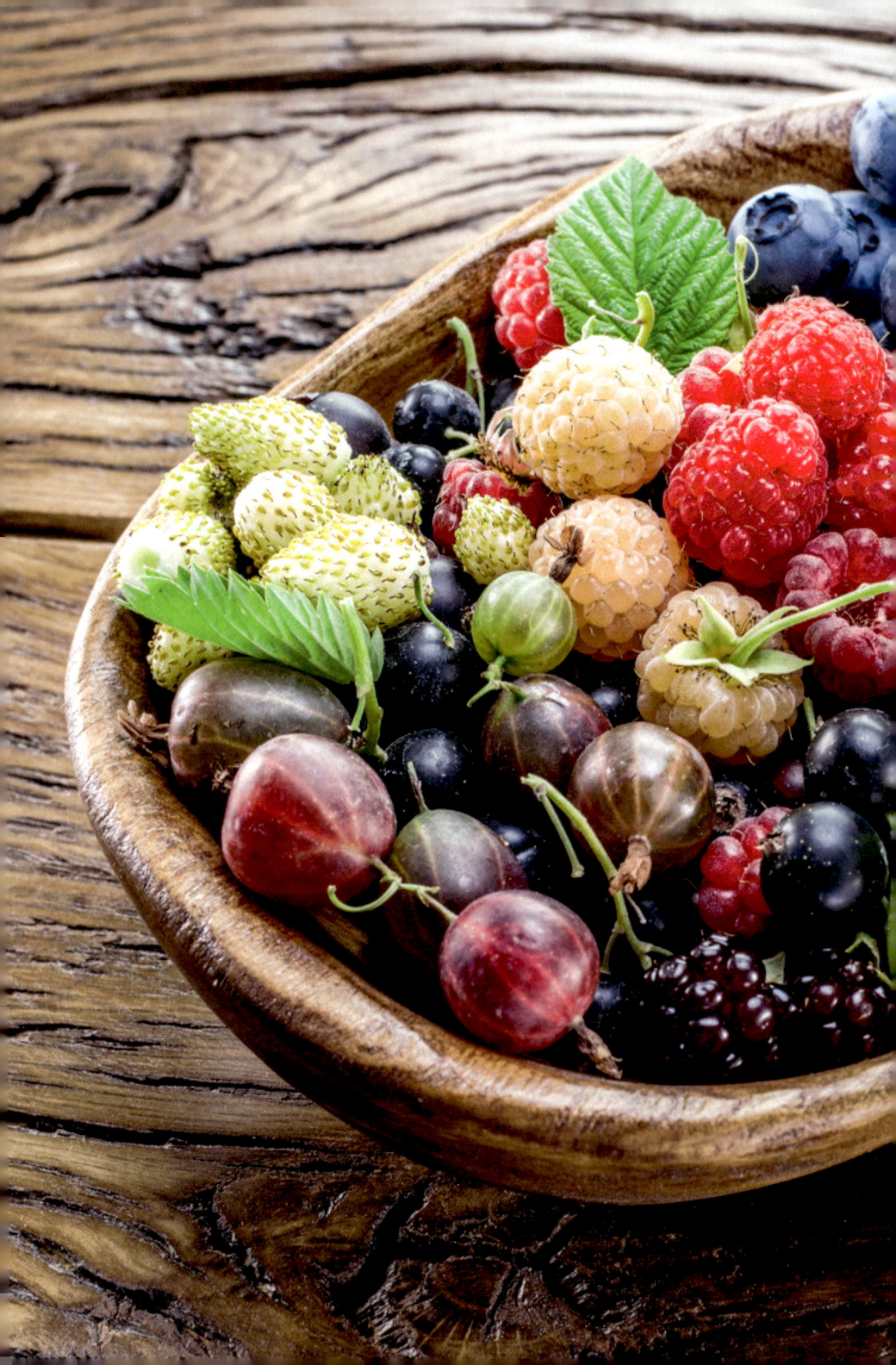

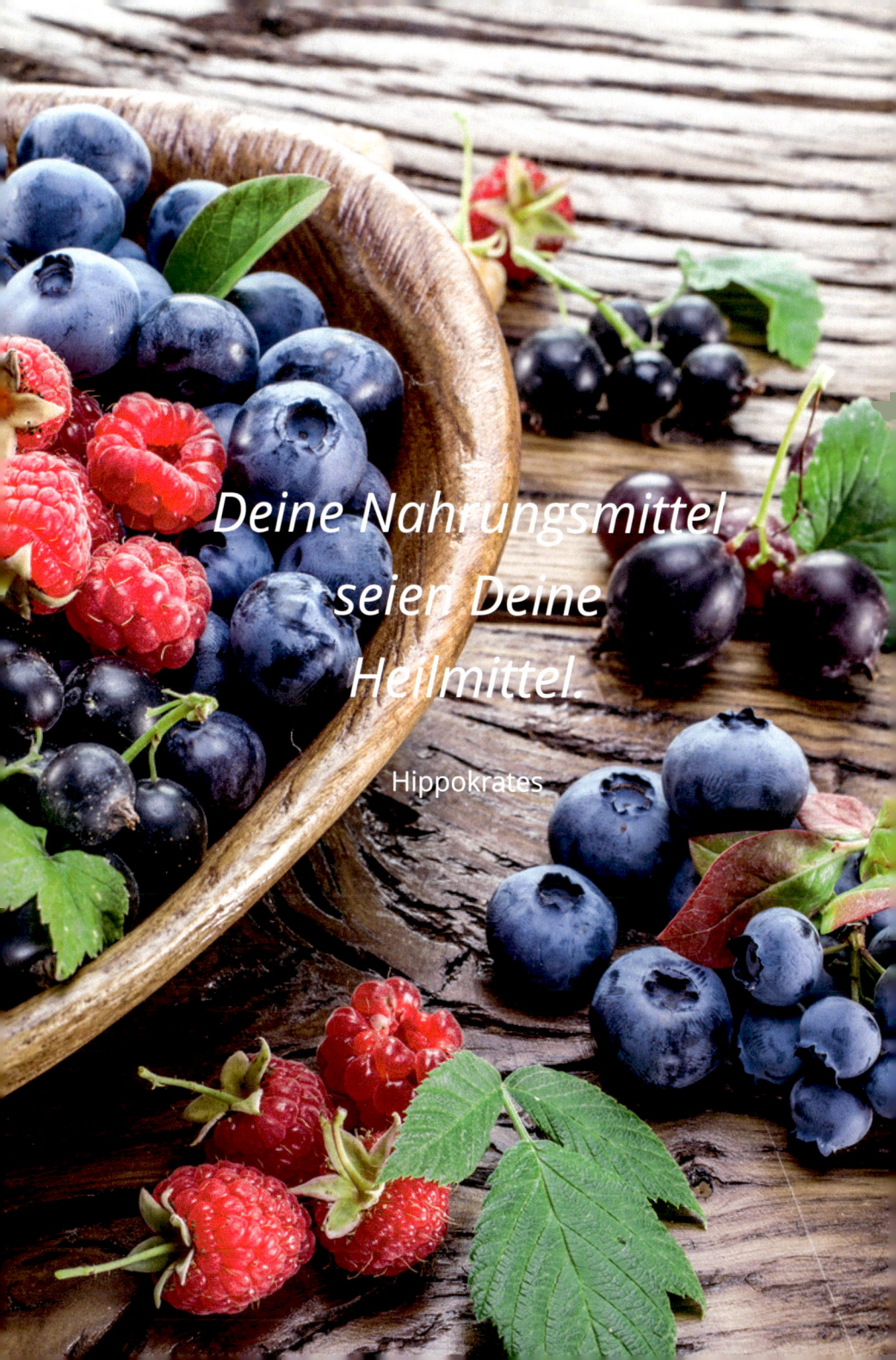

Himbeeren

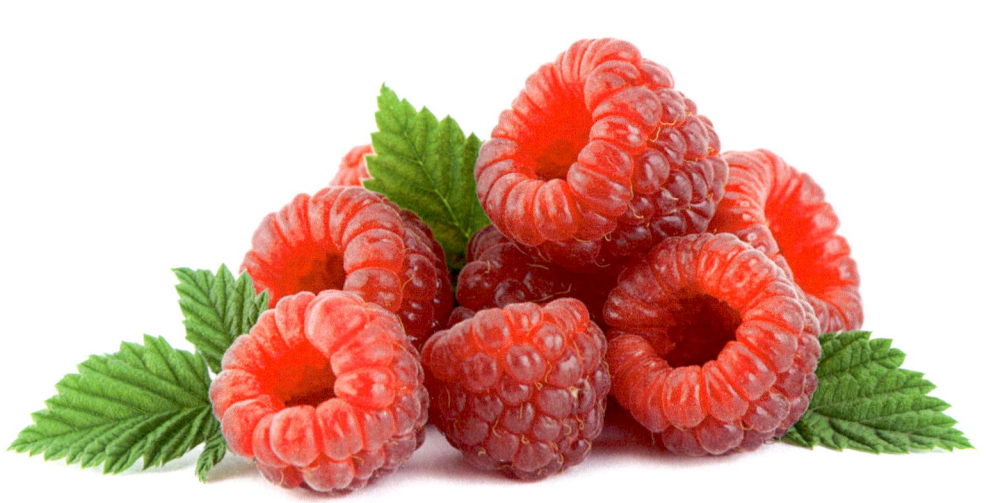

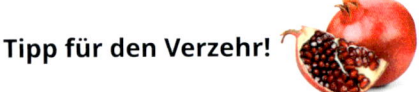

Tipp für den Verzehr!

Ich esse ca. 375 g Himbeeren pro Woche, in der Sommersaison auch mehr, denn die Beeren werden aus meinem Garten geerntet. Es wird oft fälschlicherweise die Meinung vertreten, dass Obst und Gemüse Pestizide enthalten, die Krebs verursachen. Wenn die Lebensmittel gründlich gewaschen werden, überwiegen <u>weitaus</u> die Vorteile der krebshemmenden Inhaltsstoffe!

Zwei der führenden Mediziner im Bereich der Krebsforschung, **Prof. Dr. med. Richard Béliveau** und **Dr. med. Denis Gingras** vom Krebsforschungszentrum Hopital Sainte-Justine in Montreal, haben der Himbeere ein Buch gewidmet: **„Krebszellen mögen keine Himbeeren"**.

Wenn Sie noch mehr detailliertes Hintergrundwissen zu den einzelnen Lebensmitteln erfahren wollen, kann ich Ihnen auch dieses Buch empfehlen! Die Autoren wecken mit unheimlichen Fachwissen und Professionalität das Bewusstsein für krebshemmende Ernährung. Auch mir wurde durch dieses Buch die wichtige Bedeutung erst klar.

Die Himbeere enthält sekundäre Pflanzenstoffe, die uns vor Entzündungen und freien Radikalen schützen. Wie beim Granatapfel, ist vor allem die enthaltene **Ellagsäure** für die krebshemmenden Eigenschaften verantwortlich.

In Studien mit Brust-, Gebärmutterhals-, Darm-, Speiseröhren- und Prostatakrebszellen hat die Ellagsäure der Beere effektiv gezeigt, dass sie eine wichtige Rolle bei der Senkung von oxidativem Stress und der Entwicklung oder Reproduktion von Krebszellen spielen kann.

Eine Studie der Clemens University in Südkalifornien stellte bei Himbeeren eine mächtige Wirkung gegen Krebs fest. Die Forscher konnten **90 Prozent** von Magen-, Dickdarm- und Brustkrebszellen zerstören.

Gesunde Zellen haben einen Lebenszyklus von **ca. 120 Tagen**. Der Körper ersetzt diese durch neue gesunde Zellen. Krebszellen hingegen sterben nicht ab und teilen sich. Aus einer Zelle werden 2, 4, 8, 16, 32, usw. Ellagsäure kann diesen Vorgang unterbrechen, indem sie Zellen zur Apoptose zwingt.
Himbeeren können aber auch gegen entzündliche Krankheiten wie Arthritis und Gicht helfen, in gleicher Weise wie **Aspirin** und **Ibuprofen.**

Heidelbeeren

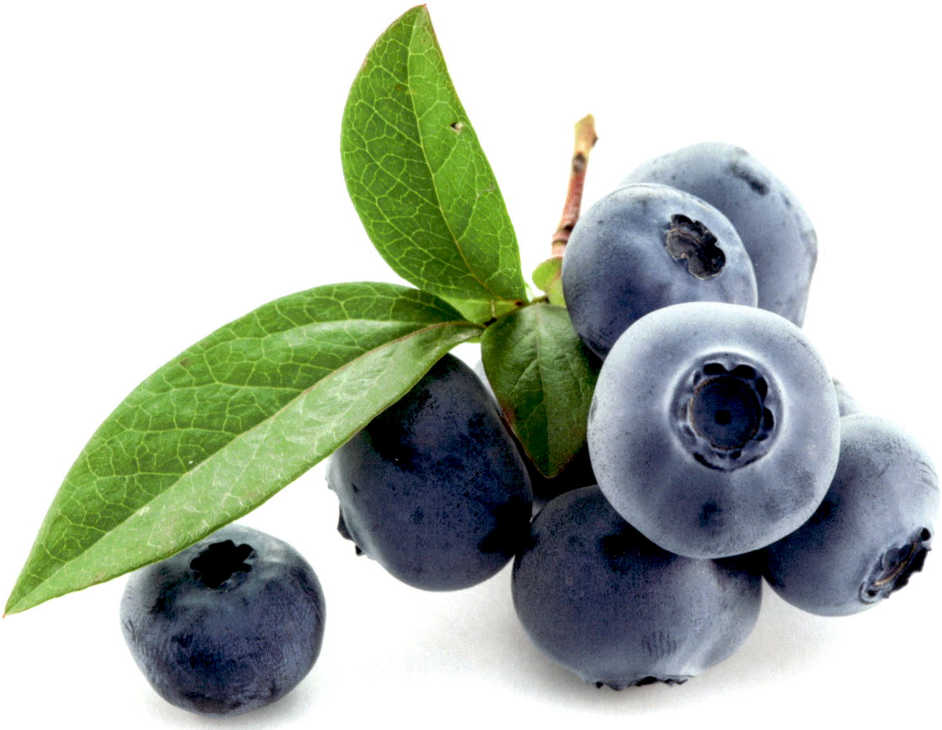

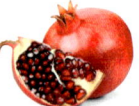

Tipp für den Verzehr!

Ich esse ca. 250 g Heidelbeeren pro Woche, abhängig von der Jahreszeit. In den Wintermonaten werden Produkte im Supermarkt gekauft. Im Sommer gibt es in Österreich hervorragende Möglichkeiten, diese Beeren in den Wäldern selber zu pflücken.

Auch Heidelbeeren enthalten aktive **Polyphenole,** die schon vor der Entstehung eines Tumors vorbeugend wirken können. Durch die Radikalfänger in den Beeren werden reaktionsfreudige Moleküle gestoppt, die Zellen schädigen und somit Alterungsprozesse und Entzündungen begünstigen.

Durch oxidativen Stress, also durch einen Überschuss an freien Radikalen, kann im schlimmsten Fall Krebs ausgelöst werden.

Oxidative DNA-Schäden sind Teil unseres täglichen Lebens. Diese Oxidationen erzeugen jeden Tag in etwa **10.000 bis 11.500 Schäden pro menschlicher Zelle.** DNA-Schäden spielen auch eine wichtige Rolle bei der Entstehung von Krankheiten wie Krebs. Da Heidelbeeren reich an Antioxidantien sind, können sie freie Radikale, die Schäden an unserer DNA verursachen, neutralisieren.

In einer nur vierwöchigen Studie wurden die Teilnehmer angewiesen, täglich einen Liter von einer Mischung aus Heidelbeeren und Apfelsaft zu trinken. Am Ende der Studie konnte bewiesen werden, dass sich oxidative DNA-Schäden durch freie Radikale schon um **20 Prozent** reduziert hatten. Eine weitere Studie, veröffentlicht in der Zeitschrift ECAM (Evidence-Based Complementary and Alternative Medicine), brachte aussichtsreiche Ergebnisse: Eine Komponente von Heidelbeeren kann die negativen Veränderungen im Zusammenhang mit der Bestrahlung unterdrücken.

Mit Heidelbeeren-Extrakt konnte zudem eine Anti-Tumor-Aktivität gegen Brustkrebszellen gezeigt werden. Das metastatische Potenzial bzw. die Zellbeweglichkeit reduzierte sich, während keine Auswirkungen auf gesunde Zellen beobachtet wurden.

Viele Gründe also, um auch diese Beere auf den Speiseplan zu setzen!

Wichtige Information!

Die antioxidativen Eigenschaften von Heidelbeeren und anderen Beeren werden reduziert, wenn man sie gemeinsam mit Milch verzehrt. Es wird empfohlen, Beeren nicht zusammen mit proteinhaltigen Produkten zu sich zu nehmen.

Brombeeren

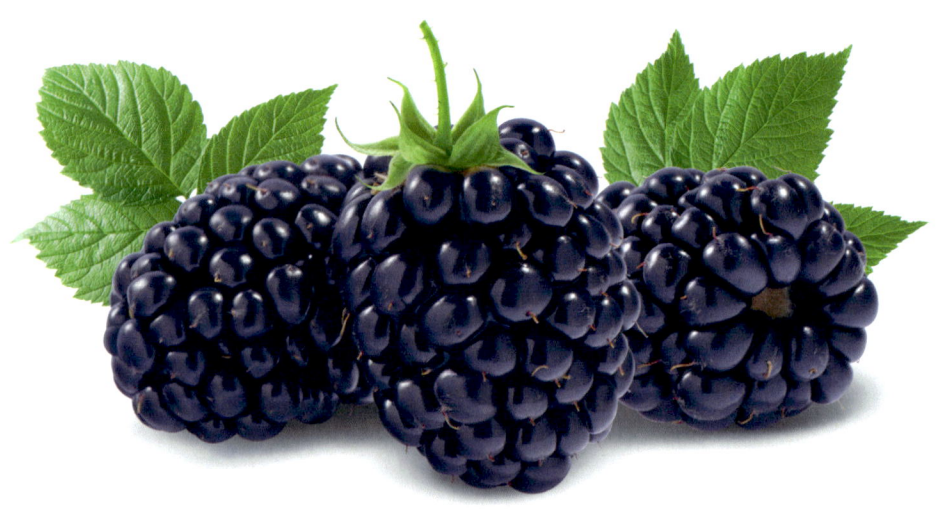

Tipp für den Verzehr!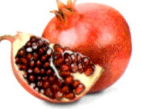

Brombeeren sind leider im Handel nicht regelmäßig erhältlich. Wenn möglich, esse ich ca. 125 - 250 g Brombeeren pro Woche. Auch diese Beere wird mittlerweile in meinem Garten angebaut.

Brombeeren enthalten im Vergleich zu anderen Beeren und Früchten verhältnismäßig hohe Konzentrationen von **Phytoöstrogenen** - sekundäre Pflanzenstoffe, die der Struktur von Östrogenen ähnlich sind.

Die Brombeere ist unverkennbar mit der Himbeere verwandt.

Sie hat einen relativ hohen Gehalt an Antioxidantien und ist eine bedeutende Quelle von Stoffen, welche chemopräventive Eigenschaften gezeigt haben. **Quercetin, Kämpferol, Salicylsäure und B-Vitamine** sind als wirksame Inhaltsstoffe hervorzuheben.

Es gibt Beweise aus Studien, dass Brombeeren vorteilhaft im Kampf gegen Brustkrebs sind. Die Wirkung von **Herceptin**, ein Arzneistoff, der erfolgreich in der Behandlung einer vorgeschrittenen Brustkrebserkrankung eingesetzt wird, konnte in Verbindung mit dieser **Sammelsteinfrucht** noch verbessert werden.

Wie Granatapfel, Himbeere, Erdbeere und Aroniabeere enthält sie gesunde **Ellagsäure**, die eine Teilung von Krebszellen stoppt.

Erforscht wurde diese schon 1993 von **Dr. Daniel Nixon**, einem Onkologen und Hämatologen der American Health Foundation und ehemaligen Vizepräsidenten der American Cancer Society.

Mit dem Polyphenol konnte er Gebärmutterhalskrebs zum Stillstand bringen. Schon bei diesen Untersuchungen kam heraus, dass entgiftende Enzyme in der Leber aktiviert werden, die das Blut von krebserregenden Chemikalien und Stoffen reinigen. Zudem wurde die Zerstörung eines wichtigen Gens verhindert, das für den Schutz von Gebärmutterzellen verantwortlich ist.

Ellagsäure kann Zellen schützen, indem sie einen **Mantel um die DNA** legt. Sie dient als Antioxidans und stimuliert das Immunsystem, Krebszellen zu bekämpfen.

Erdbeeren

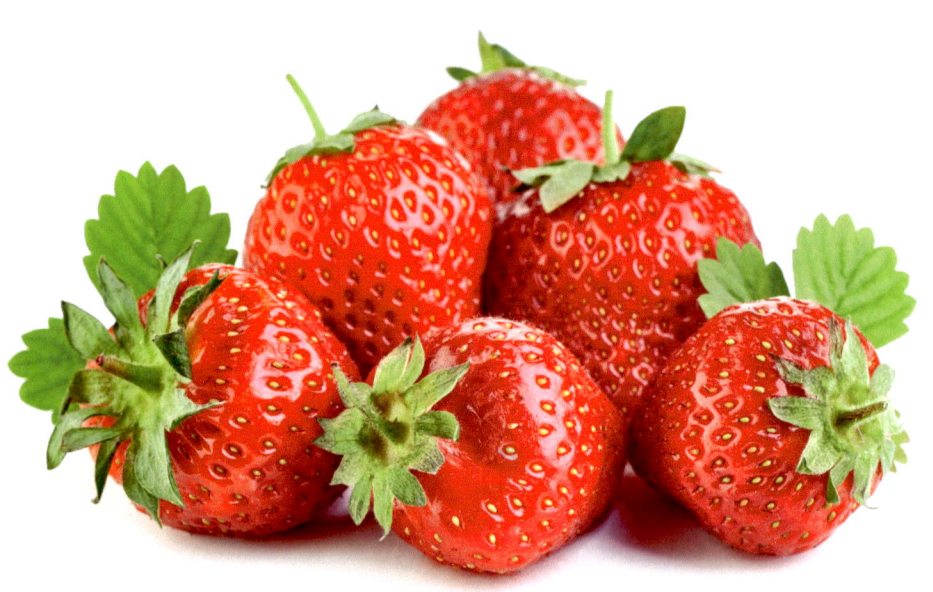

Tipp für den Verzehr!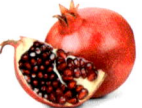

Das Erdbeerland ist speziell im deutschsprachigen Raum ein beliebtes Ziel für die ganze Familie. Auch ich nutze die Gelegenheit, um dort frische Erdbeeren zu pflücken. Mein wöchentlicher Verbrauch liegt bei mindestens 500 g.

Kaum eine Frucht enthält so viel **Folsäure** wie Erdbeeren. Sie kann vom Körper nicht selbst hergestellt werden, jedoch braucht der Organismus dieses Vitamin. In den Beeren stecken außerdem viel Vitamin A, Vitamin E, Vitamin K, Jod, Magnesium, Eisen und Phosphor.

Auf der American Association für Krebsforschung wurde eine Studie präsentiert, welche nachweist, dass die Inhaltsstoffe den Prozess der Krebsbildung noch vor seiner Entwicklung beeinflussen können.

Die in China durchgeführten Untersuchungen bestätigen einen Zusammenhang zwischen dem Verzehr von Erdbeeren und der Hemmung von Tumoren in einem frühen Stadium. Dabei wurden Patienten mit einem hohen Risiko für Speiseröhrenkrebs betrachtet.

Dr. Tong Chen, Professorin und Forscherin am Ohio State Comprehensive Cancer Center untersuchte die Wirkungen als Krebsvorsorge bei Menschen, nachdem sie bei Tierversuchen positive Erfolge verzeichnet hatte. Die Untersuchungspersonen aus Zentralchina, dort ist die Risikorate an Speiseröhrenkrebs zu erkranken weltweit am höchsten, bekamen zweimal täglich ein Getränk aus gefriergetrocknetem Erdbeerpulver verabreicht. Die Art der Einnahme fördert die positiven Effekte.

In vielen Fällen geht Speiseröhrenkrebs von präkanzerösen Wucherungen aus, die als leicht, mittelschwer und schwerer für die Wahrscheinlichkeit des Vorrückens in Bösartigkeit eingestuft sind. Unter den Teilnehmern der Studie bildete sich bei einem Großteil nach sechs Monaten die Krankheit zu einem weniger gefährlichen Zustand zurück.

Dr. Tong Chen sieht durch die positiven Studienergebnisse eine Alternative bzw. eine Ergänzung zu konventionellen Therapieansätzen. Gerade in Zentralchina könnten die Erkenntnisse viele Menschen vor dieser weit verbreiteten und gefürchteten Krebserkrankung schützen.

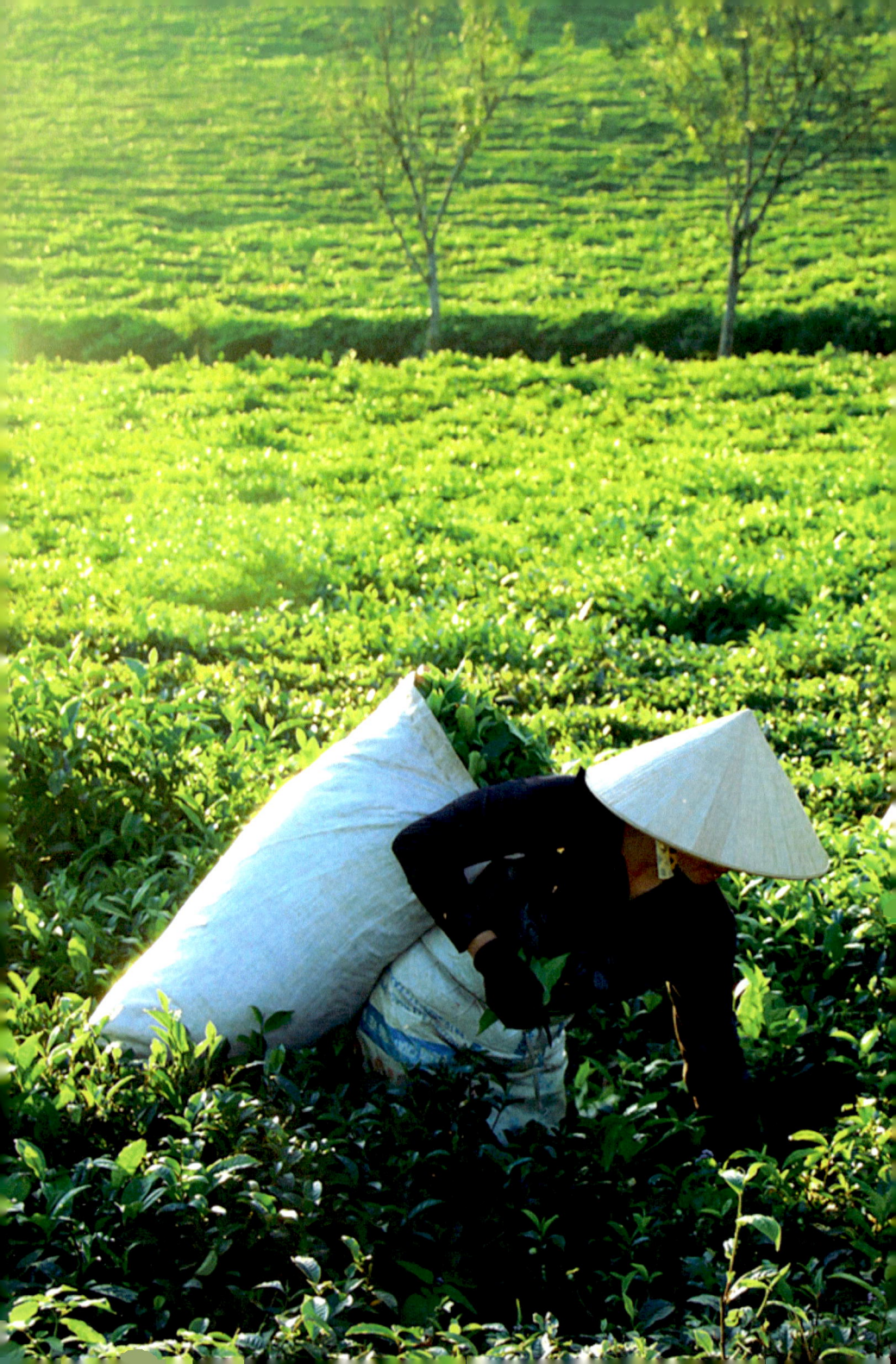

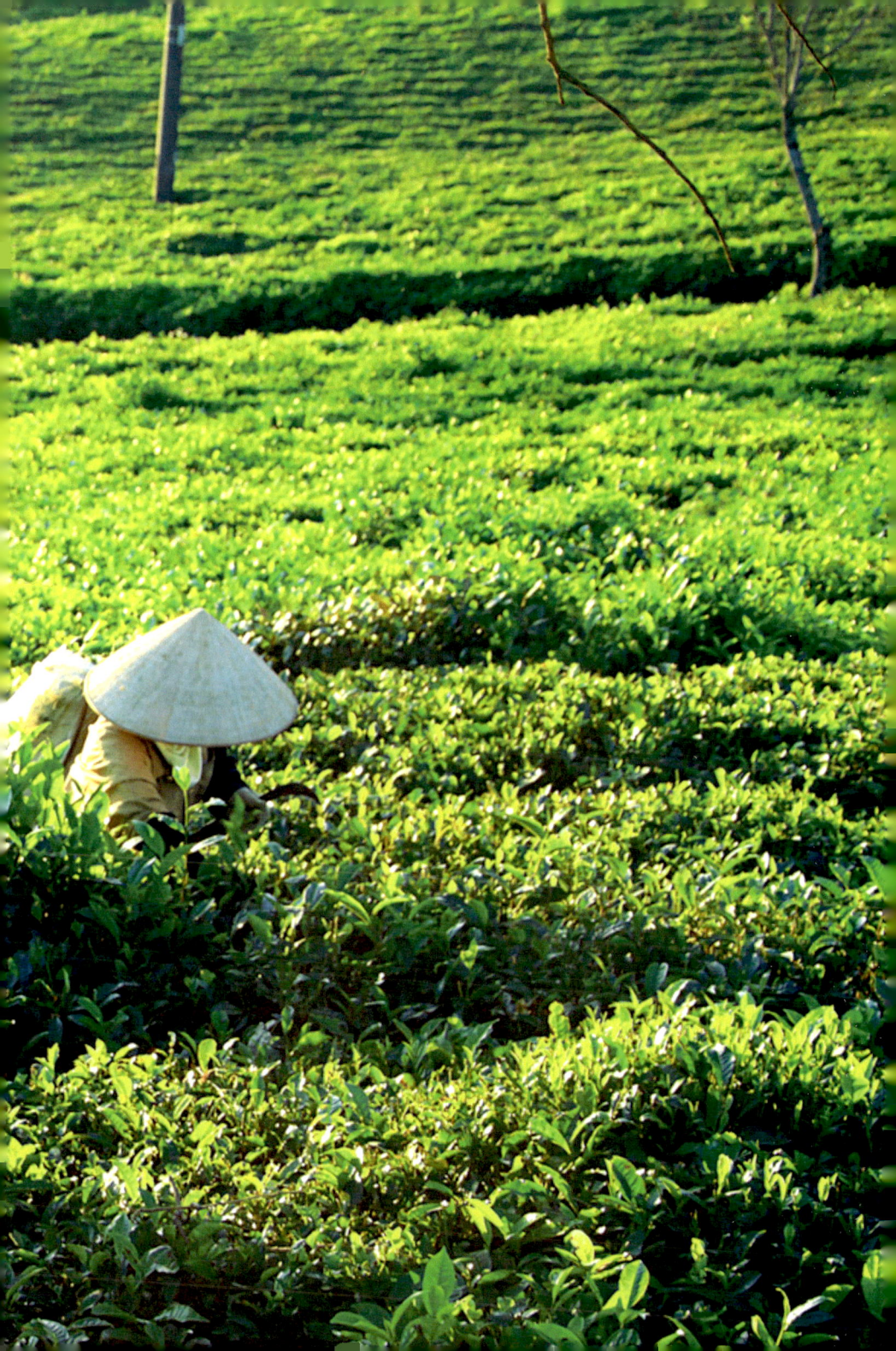

Grüner Tee

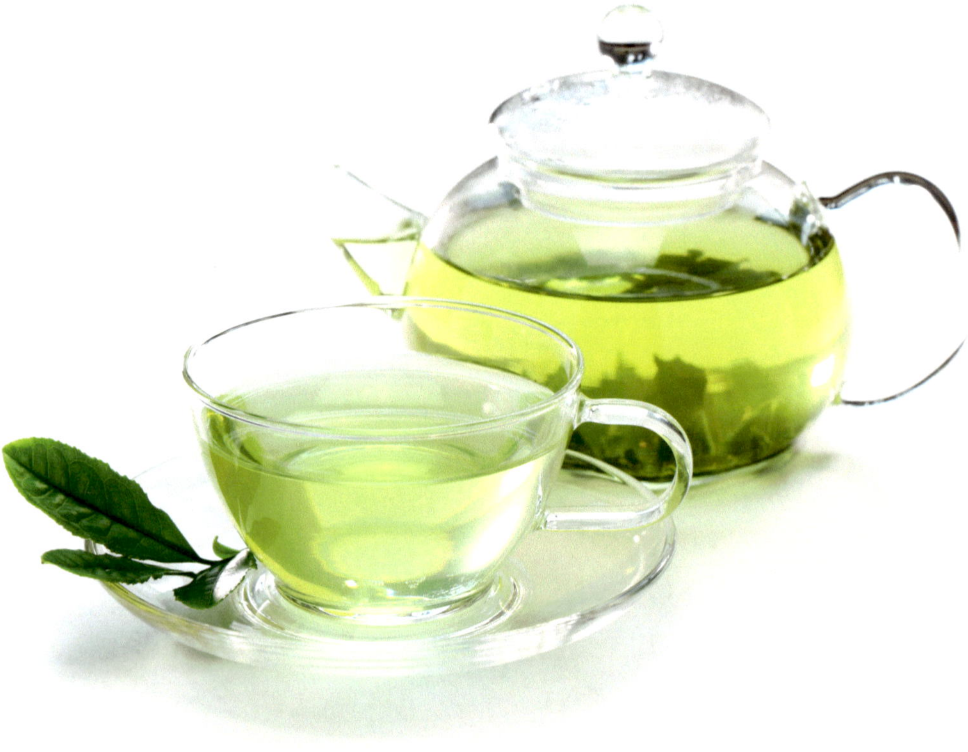

Tipp für den Verzehr!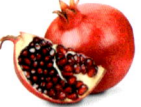

Obwohl ich keine Teeliebhaberin bin, stehen drei Tassen grüner Tee (Sencha) auf der wöchentlichen Ernährungsliste. Aufgrund des Synergieeffektes wird er gemeinsam mit Curcuma getrunken. Es kommt für mich nur offener Tee in Frage, er ist hochwertiger als Teebeutel.

Seit fast 5.000 Jahren wird grüner Tee als Heilpflanze genutzt. Vor allem im alten China und in Japan wurde er fast ausschließlich aus medizinischen Gründen getrunken. Seine Einsatzmöglichkeiten machen das Getränk für die Wissenschaft hochinteressant, denn zahlreiche Studien belegen mittlerweile seine gesundheitlichen Vorteile.

Besonders die Sorte **Sencha** verringert die Wahrscheinlichkeit, Krebs zu entwickeln. Die **Catechine** im grünen Tee sind in der Lage, die molekularen Verbindungen zwischen Entzündung und Krebsbildung zu stören.

Einer der wichtigsten, krebshemmenden Inhaltsstoffe ist das Pflanzenhormon **Epigallocatechin-3-gallat** (EGCG). In mehreren Studien konnte das vorbeugende Potenzial von EGCG in Bezug auf Tumoren der Prostata, Brust und Gebärmutter unter Beweis gestellt werden.

Aber auch bei Haut- und Lungenkrebs, bei Tumoren in der Leber sowie bei Krebsarten des Verdauungssystems wurde eine Wirksamkeit beobachtet. Das Wachstum der Tumore wird verzögert. Die EGCG-Catechine haben dabei keine negativen Auswirkungen auf gesunde Zellen.

Das Fachjournal Metabolomics bestätigt diesen Ansatz in einer weiteren veröffentlichten Studie. Die Forscher stellten fest, dass das EGCG im grünen Tee Einfluss auf den Stoffwechsel von Krebszellen hat.

„Durch die Studie konnte dargestellt werden, wie der Stoffwechsel von Krebszellen durch EGCG unterbrochen wird. Dieses Wissen kann nun genutzt werden, um den Verlauf der Krankheit zu beeinflussen bzw. ihr von vornherein vorzubeugen", so die Forscher vom Los Angeles Biomedical Research Institute.

Wie in einem vorherigen Kapitel bereits erwähnt, verstärken sich Curcumin und Catechine (EGCG) gegenseitig in ihrer Wirkung!

Die richtigen Öle und Fette

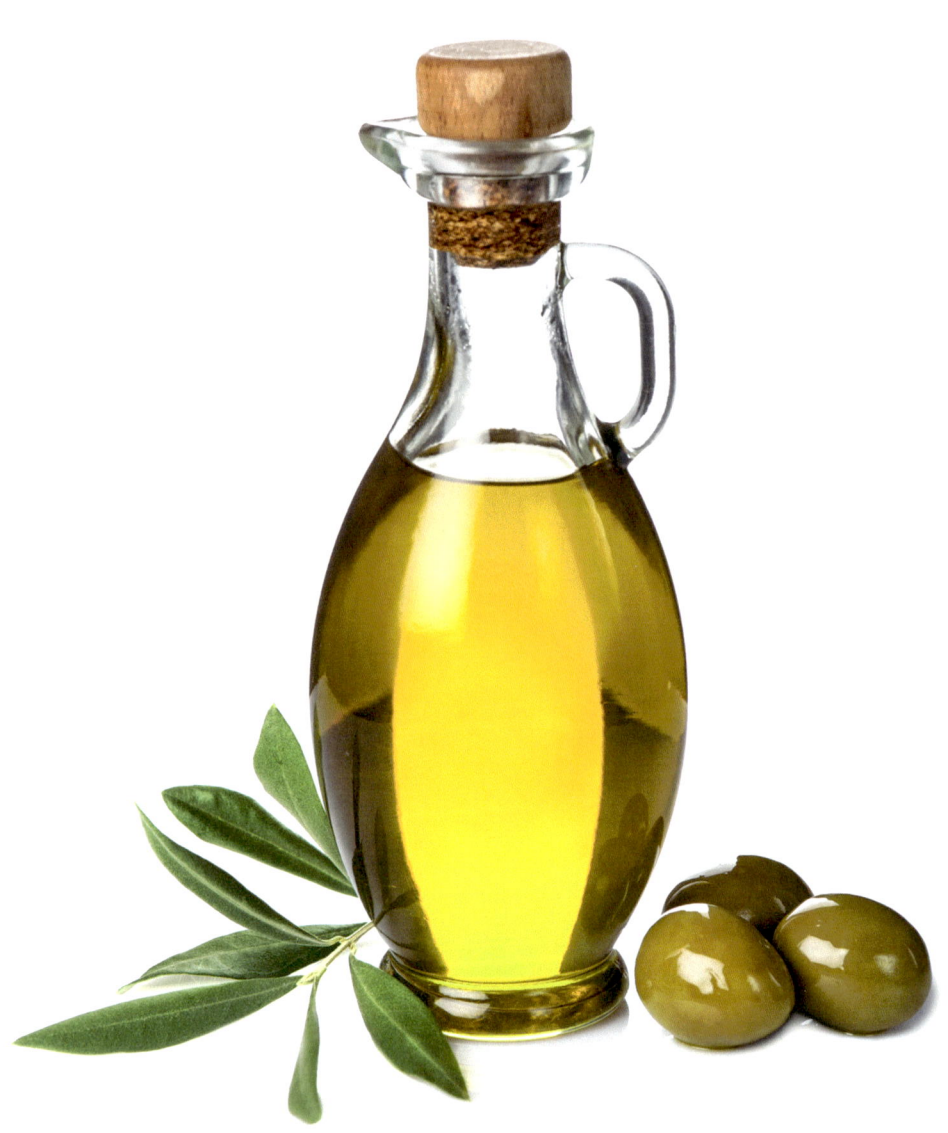

In unserer heutigen Gesellschaft ernähren wir uns hauptsächlich von industriell hergestellten Lebensmitteln, welche zum Großteil **Omega-6-Fettsäuren** enthalten. Diese **fördern Entzündungsvorgänge**, die unter Umständen Ursache einer Krebserkrankung sein können.

Das historische Verhältnis Omega-3- zu Omega-6-Fettsäuren in unserer Ernährung, lag traditionell bei **1:1**, egal um welche Bevölkerungsschicht es sich im Laufe der Evolution handelte.
Im Zeitalter der heutigen industriellen Nahrungsmittelproduktion hat sich dieses Verhältnis laut Untersuchungen auf **1:25** verändert. Der Überkonsum von Omega-6 ist also direkt mit unseren heutigen Lebensumständen verbunden. Dabei braucht der Körper Fettsäuren, die **entzündungshemmend** wirken. Zu diesen Fetten gehören **Omega-3-** und **Omega-9-Fettsäuren.**

Krebs entsteht immer von einer einzigen Zelle, die durch einen Virus, einer Strahlung oder einem chemischen Stoff von außen angegriffen wird. Der gesunde Organismus entdeckt eine geschädigte Zelle durch sogenannte **NK-Zellen**. Diese natürlichen Killerzellen zwingen eine entartete Zelle zur sogenannten **Apoptose**, auch „programmierter Zelltod" genannt. Ist das menschliche Immunsystem geschwächt, scheitert dieser Reparaturprozess und infizierte Zellen beginnen sich zu teilen.

Damit sich aus geschädigten Zellen ein Tumor entwickeln kann, beginnt der Organismus Blutgefäße zu bilden, welche Zellen mit Nährstoffen und Sauerstoff versorgen. Dieser Vorgang wird **Angiogenese** genannt. Auf die Dauer führt sie zur Bildung eines Tumors und in weiterer Folge zur Entstehung von Metastasen bzw. zur Absetzung von Krebszellen im gesamten Organsystem.

Es gilt also, mit krebshemmender Ernährung, und dazu gehören auch die richtigen Öle und Fette, Entzündungen im Körper unter Kontrolle zu halten, um dadurch den Krebs in einem frühen Stadium unschädlich zu machen.

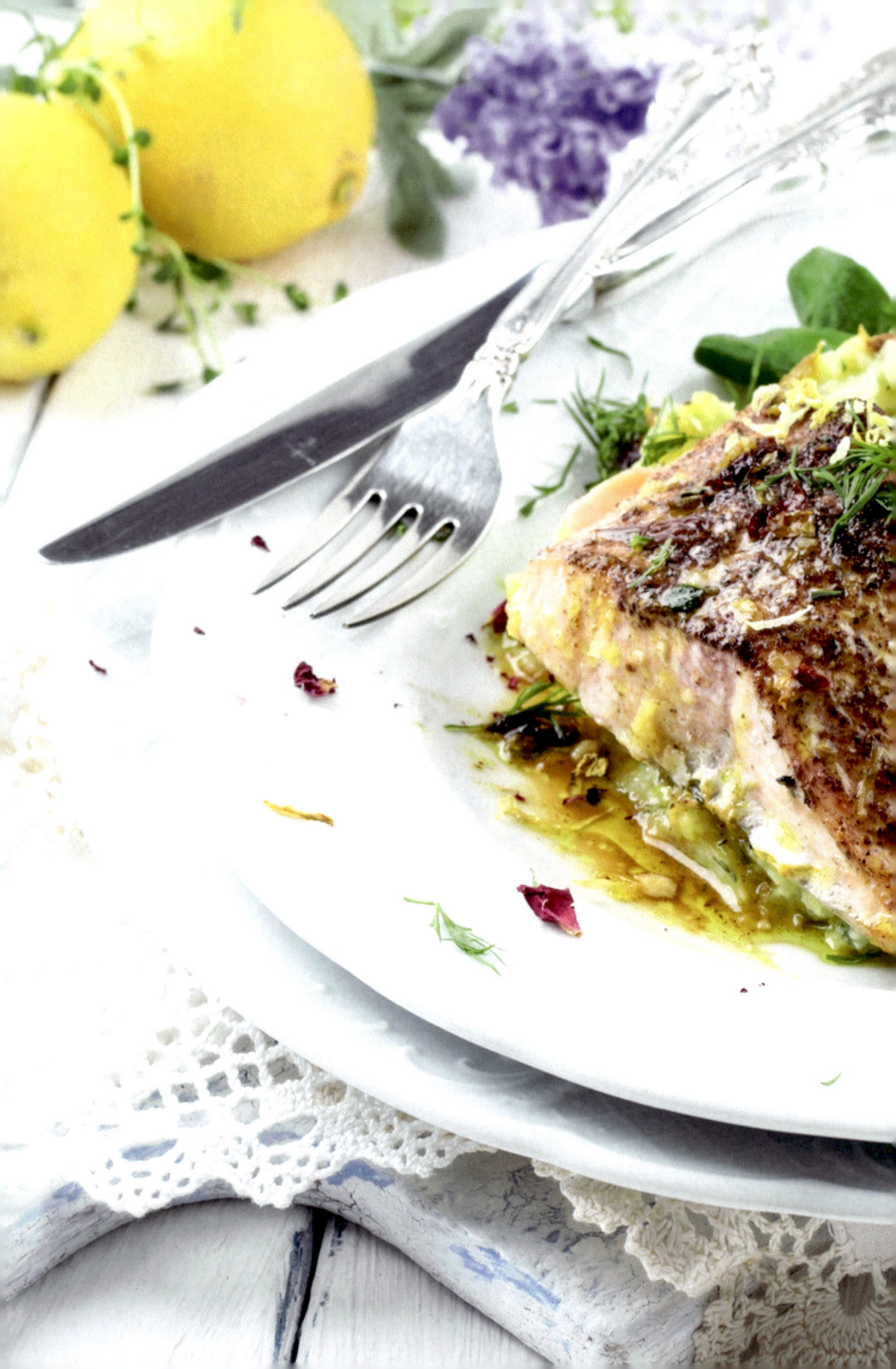

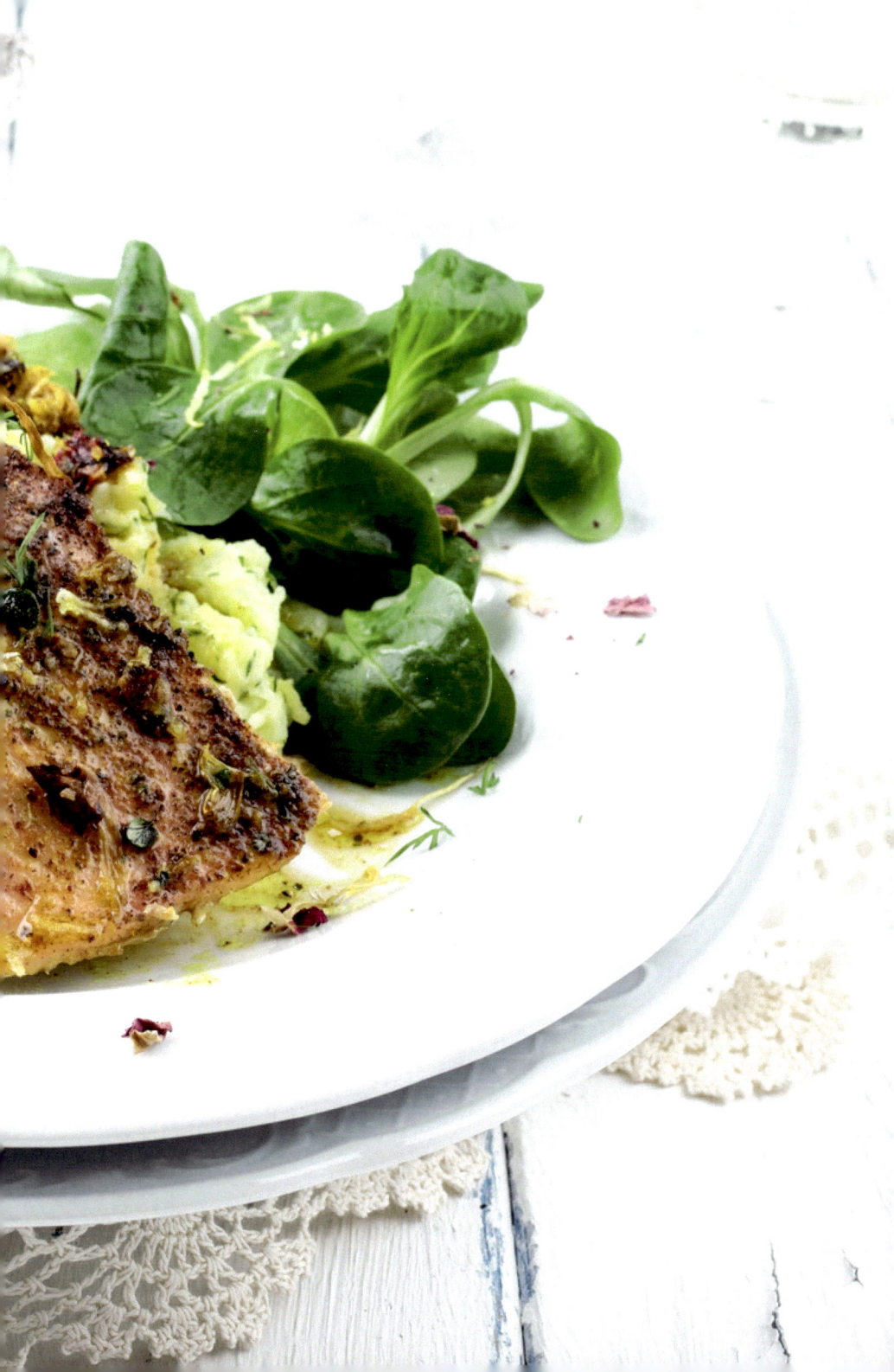

Walnüsse - perfektes Verhältnis an Fettsäuren

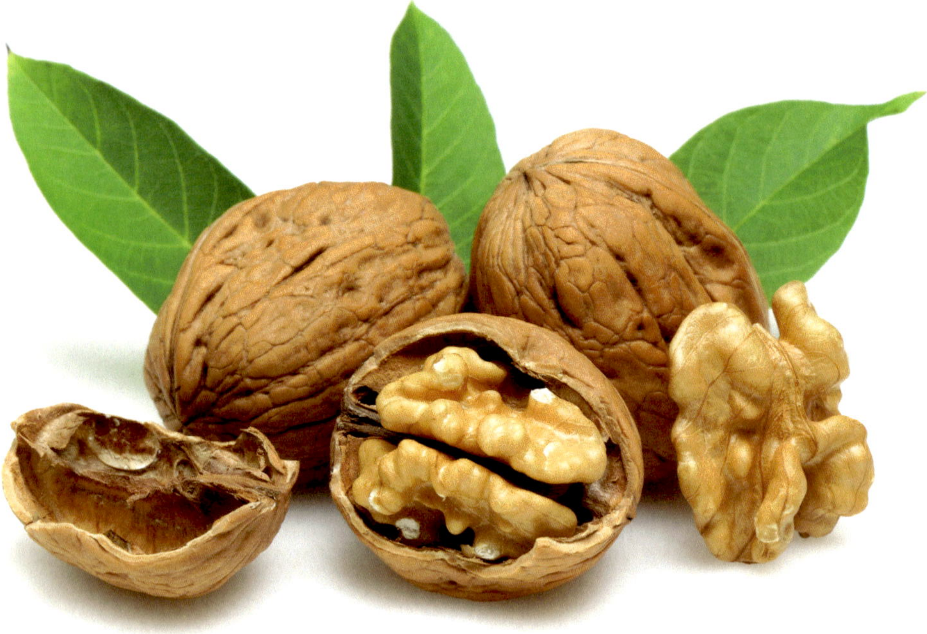

Tipp für den Verzehr!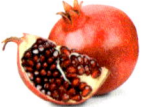

Mais- und Sonnenblumenöl finden keine Verwendung in meiner Küche, ich ersetze diese Öle durch Oliven- und Rapsöl!
Essen Sie regelmäßig Nüsse, sie enthalten hochwertige Fette und Inhaltsstoffe. Ein- bis zweimal pro Woche sollte ein Fischgericht auf dem Speiseplan stehen.

Mais- und Sonnenblumenöl sollten durch **Oliven-** und **Rapsöl** (Omega-9) ersetzt werden. Wenn Sie ein- bis zweimal pro Woche Fisch verzehren oder Nüsse essen, ist dies eine hervorragende Möglichkeit, das Gleichgewicht zwischen Omega-3- und Omega-6-Fettsäuren herzustellen.

Die empfehlenswertesten Lieferanten für Omega-3 sind **Wildlachs, Sardinen und Makrelen.** Zuchtfische werden oft mit Körnern gefüttert, die aus vielen Omega-6-Fettsäuren zusammengesetzt sind, deshalb enthalten diese Fische bedeutend weniger Omega-3.

Achten Sie daher genau auf die Auswahl Ihrer Produkte!

Walnüsse und auch viele andere Nusssorten enthalten **Arginin,** eine **Aminosäure,** die Blutgefäße erweitern und so zur Senkung des Blutdrucks beitragen kann.
Sie beinhalten außerdem das Fett **Alpha-Linolensäure,** dies ist die einzige Omega-3-Fettsäure pflanzlicher Herkunft.

Nüsse haben einen beachtlichen Fettgehalt, dabei handelt es sich jedoch immer um sehr hochwertige und gesunde Fette. Speziell die perfekte Zusammensetzung an Fettsäuren in vielen Nüssen ist zu erwähnen. Es besteht dort ein hoher Gehalt an ungesättigten Fettsäuren wobei der Anteil an gesättigten Fetten sehr gering ist.

Bei der Walnuss liegt darüber hinaus ein sehr **ausgeglichenes Omega-6- zu Omega-3-Verhältnis** vor.

Walnüsse werden von Wissenschaftlern der Marshall University in den USA als Brustkrebs-Prophylaxe empfohlen. Durch regelmäßigen Verzehr kann laut einer Studie das Brustkrebsrisiko um bis zu **50 Prozent** verringert werden.

Da Nüsse sehr viele Kalorien enthalten, sollte man sie gezielt und entsprechend mäßig dosieren!

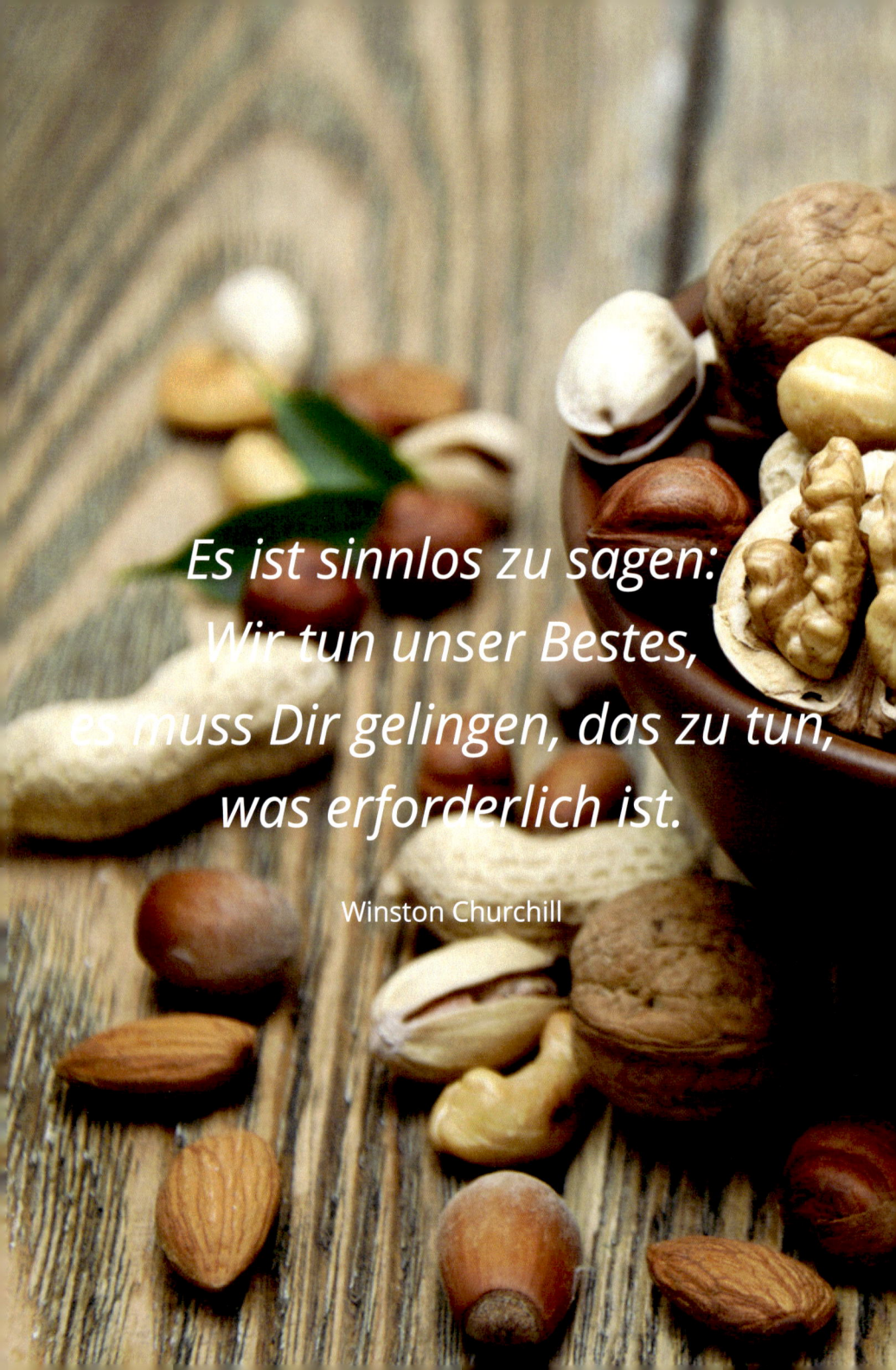

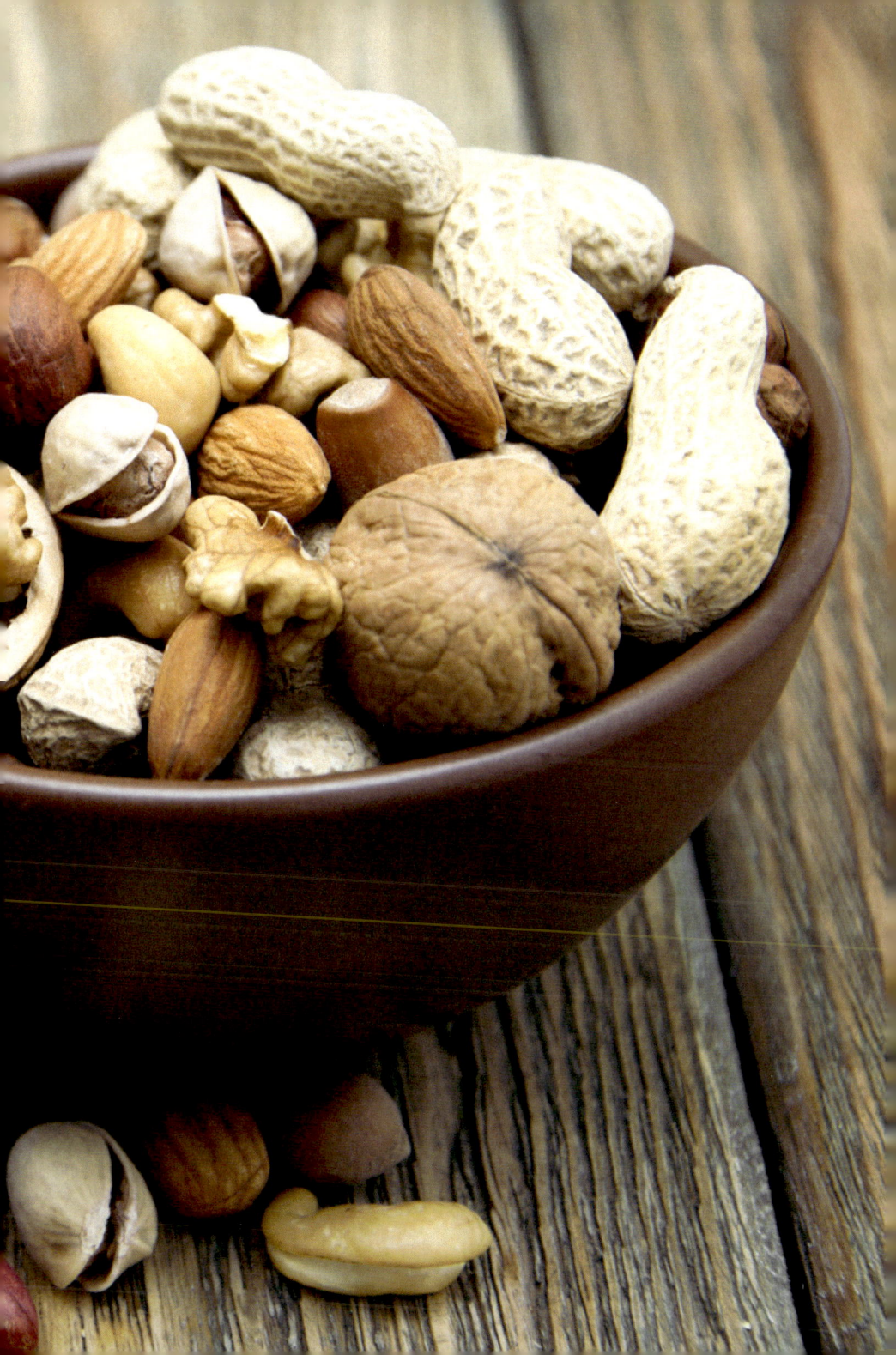

100 % Fruchtsäfte

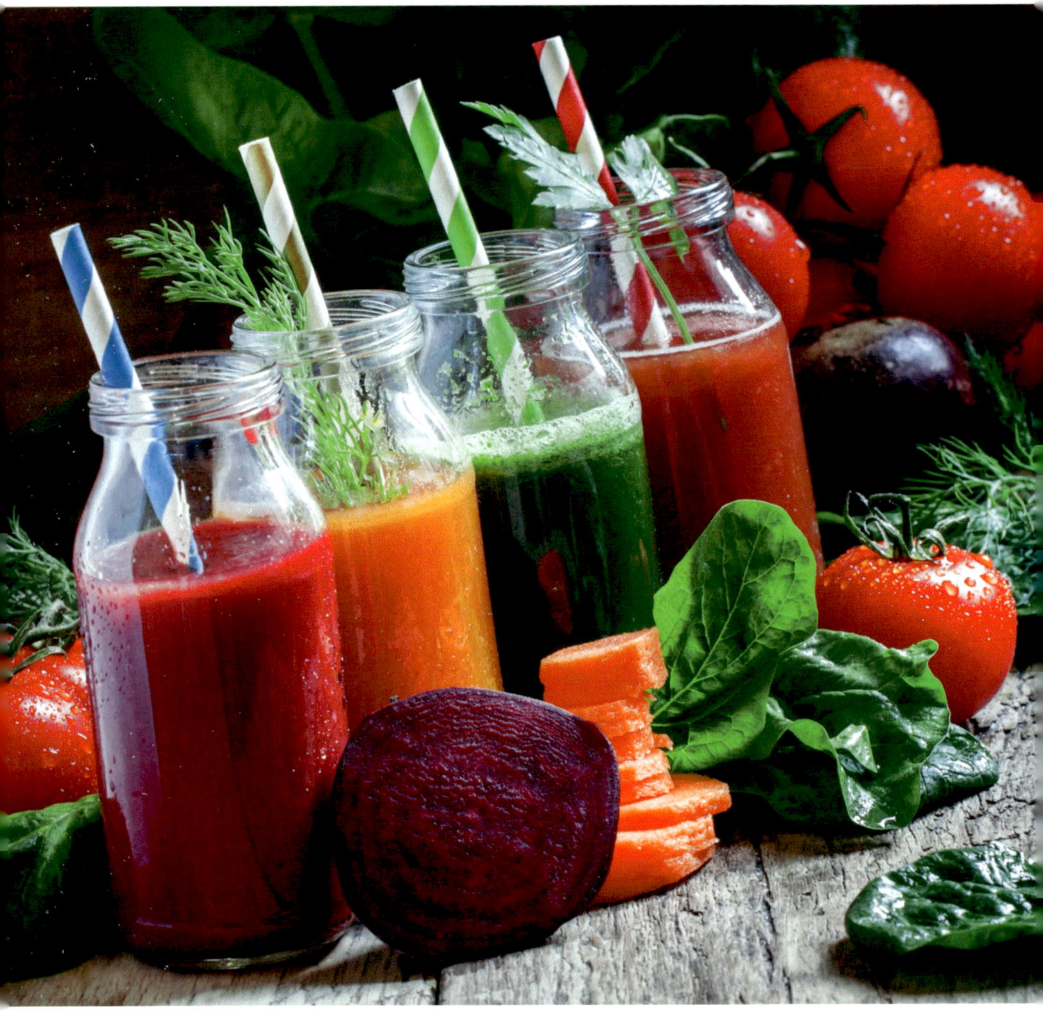

Tipp für den Verzehr!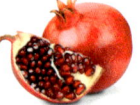

Ich trinke regelmäßig 100 % Muttersäfte aus Granatapfel, Cranberry, Aroniabeere und Rote Bete. Diese sind in guten Drogerien, in Bioläden oder im Onlinehandel erhältlich.

Säfte sind zwar kein Ersatz für die jeweilige Frucht, trotzdem enthalten sie viele Inhaltsstoffe und sind eine geeignete Ergänzung zum krebsvorbeugenden Ernährungsprogramm.

Vor allem wenn die Früchte abhängig von der Jahreszeit nicht immer verfügbar sind, bilden Fruchtsäfte eine mögliche Alternative.

Die meisten Ballaststoffe gehen beim Pressen verloren, dennoch enthalten Säfte einen hohen Anteil an wertvollen Bestandteilen, die einen positiven Einfluss auf die Gesundheit haben.

Dies sind zum Beispiel die sekundären Pflanzenstoffe, wie Polyphenole und Flavonoide, die das Immunsystem stärken.

Selbst gepresster Saft oder Fruchtsäfte, die nach Angaben des Herstellers **„zu 100 % direkt gepresst"** sind, haben den höchsten Anteil an gesunden und wichtigen Inhaltsstoffen. Besonders ist darauf zu achten, dass sie lichtgeschützt im Tetrapack oder in dunklen Flaschen abgefüllt werden. Instabile Stoffe, zum Beispiel das Vitamin-C, bleiben dadurch länger erhalten.

Fruchtsäfte aus Nektar sind **nicht** als Obstersatz geeignet, sie haben meist nur einen Fruchtsaftgehalt von **25 bis 50 %**. In Österreich ist dies bundesgesetzlich geregelt. Es besteht also bei vielen Nektarprodukten ein übermäßiger Zucker- und Wassergehalt.

Konzentrate oder Sirup sind für die Gesundheit **wertlos**.

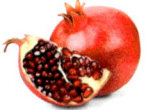

Tipp für den Verzehr!

Frisch gepressten Saft sollte man sofort konsumieren. Durch die Einwirkung von Licht, Sauerstoff und Wärme bauen sich manche Inhaltsstoffe ab und der Saft verliert rasch an Gesundheitswert.

Rotwein

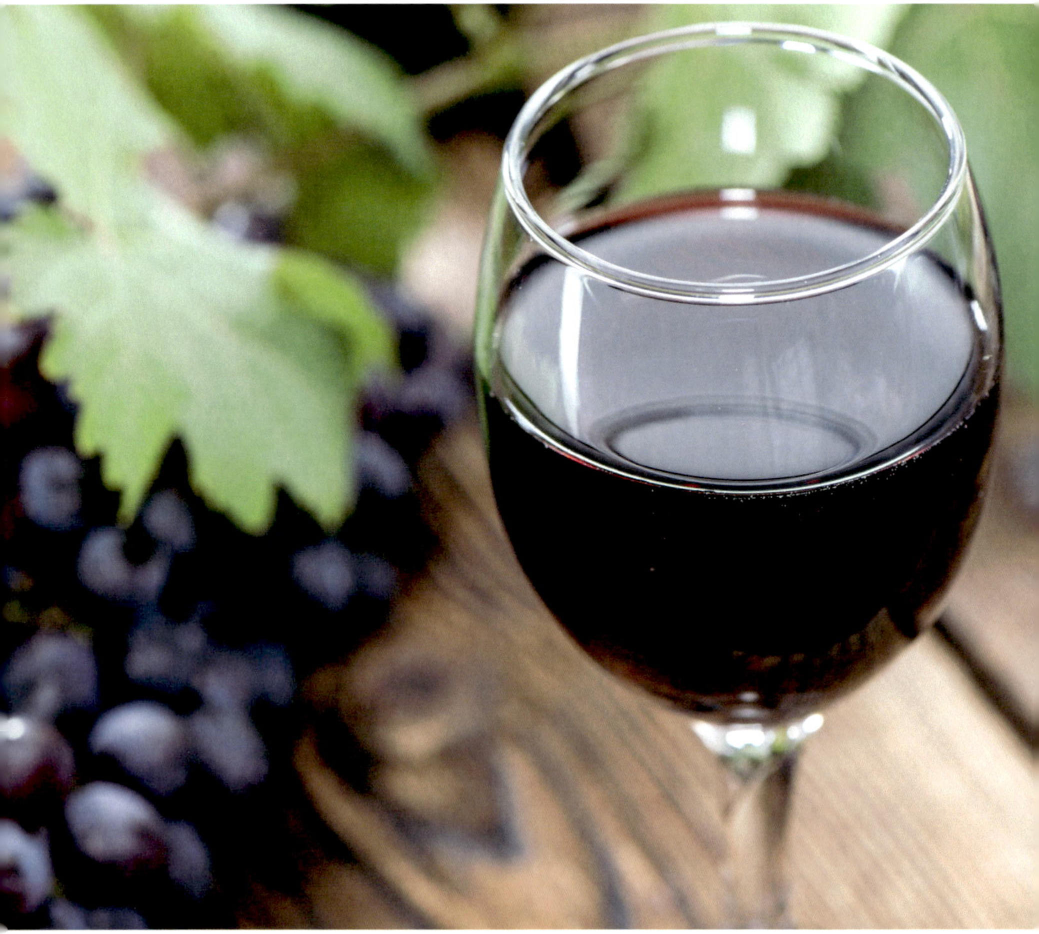

Tipp für den Verzehr!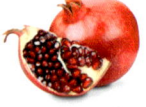

Die schützende Wirkung von Rotwein kommt Ihnen dann zugute, wenn Sie den Genuss auf das sprichwörtliche „Gläschen in Ehren" reduzieren.

Rotwein kann durch das Polyphenol **Resveratrol** bestimmten Krebserkrankungen vorbeugen. Es gehört zur Gruppe der **Phytoalexine**, zerstört geschädigte Zellen und verhindert die Bildung von Tumoren.

Übermäßiger Alkoholkonsum greift grundsätzlich im Körper Gene an, die speziell im Hals- und Kopfbereich zu einer Tumorentwicklung führen können, insbesondere durch den Konsum hochprozentiger Getränke.

Forscher untersuchten eine äußerst seltene genetische Störung, die sogenannte **Fanconi-Anämie**. Diese betrifft schätzungsweise eines von 350.000 Neugeborenen. Bei der Erbkrankheit fehlt dem Organismus die Fähigkeit, DNA-Schäden zu bereinigen. Dadurch haben die Betroffenen ein extrem erhöhtes Krebsrisiko.

Die Wissenschaftler einer Studie entdeckten, dass der genetische Vorgang bei der Fanconi-Anämie dem krebserregenden Mechanismus bei übermäßigem Alkoholkonsum in vielerlei Hinsicht ähnlich ist.

Es kommt zu einer Überforderung der Reparaturmechanismen und zur Entartung von Zellen. Resveratrol tötet aber irreparable Zellen gezielt ab, wodurch für den Körper lebensbedrohliche Krebszellen abgewehrt werden.

Der Studienautor **Prof. Dr. Robert Sclafani** erklärt:

„Bei Betrachtung epidemiologischer Studien ist Alkohol ein Risikofaktor, die Alkoholquelle spielt aber eine entscheidende und wesentliche Rolle. Das Resveratrol in roten Trauben und Rotwein ist kein Wundermittel, das die Schäden von Alkohol vollkommen beseitigen kann. Es tötet aber die gefährlichsten Zellen ab, weshalb das Risiko einer durch Alkoholkonsum bedingten Krebserkrankung stark gesenkt wird".

Ein rotes Gläschen in Ehren, kann also niemand verwehren!

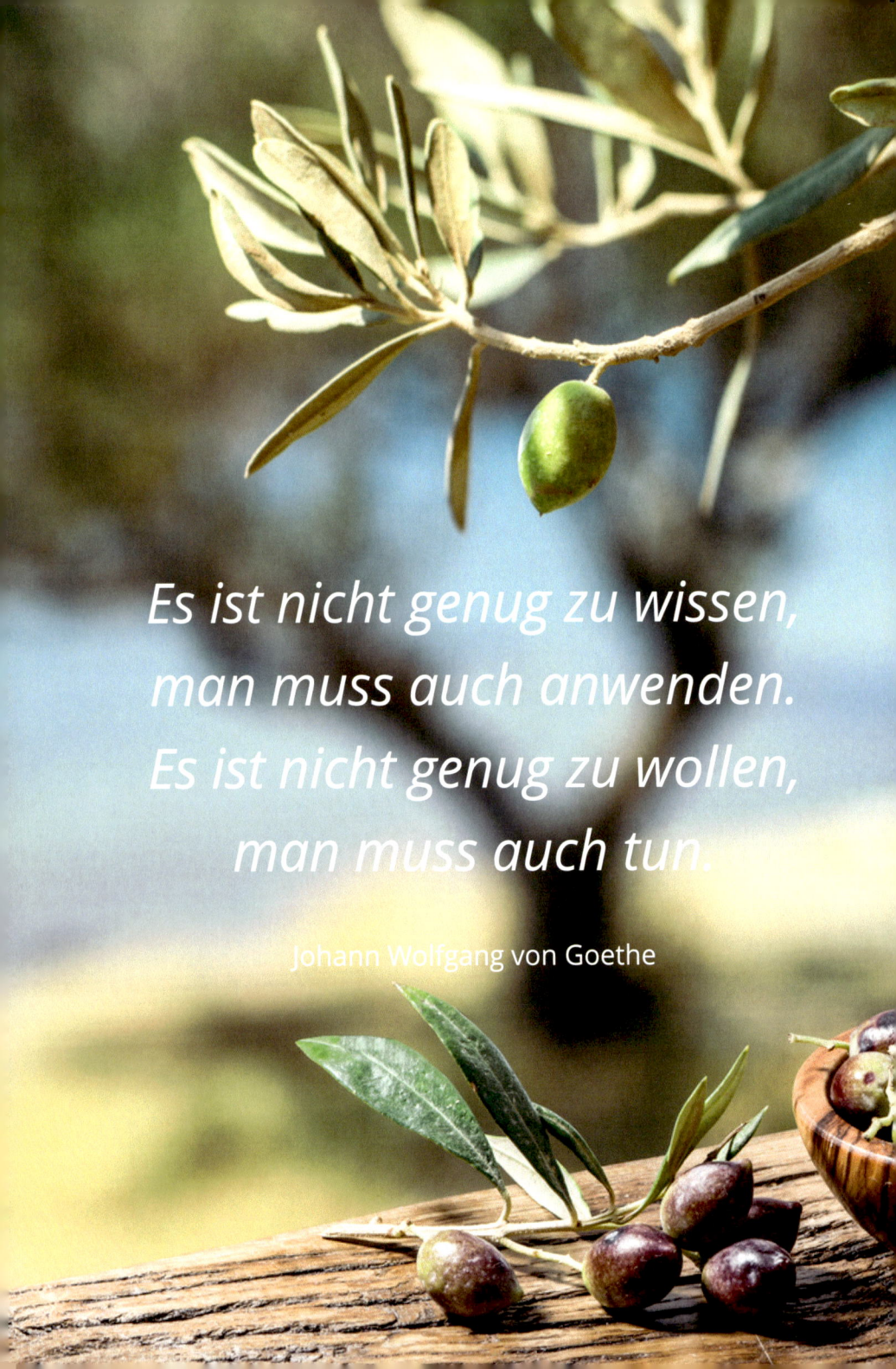

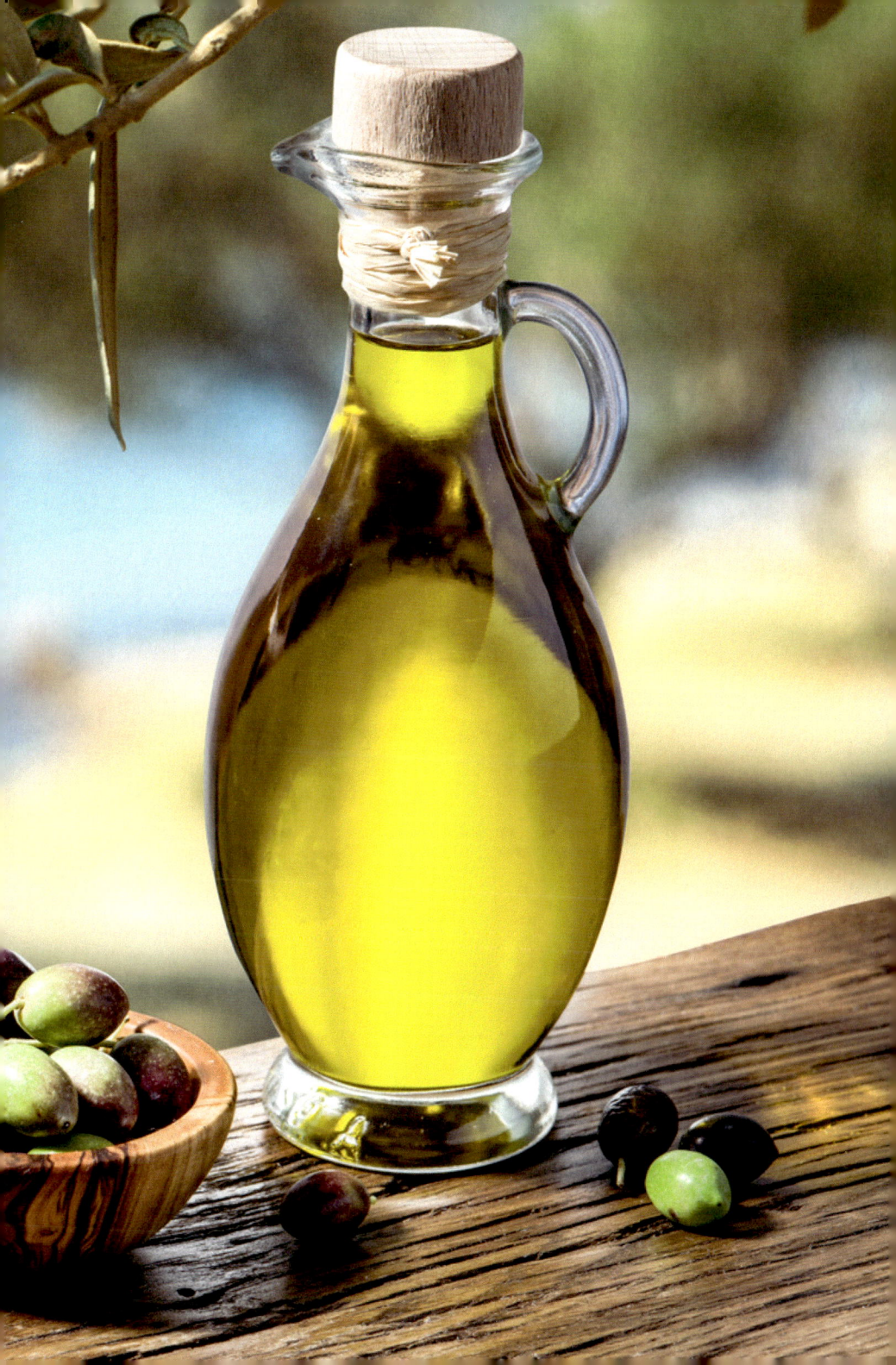

Integration krebshemmender Lebensmittel in den Alltag - jetzt sind Sie an der Reihe!

Eine beständige Veränderung der Lebens- und Ernährungsgewohnheiten geht nicht von heute auf morgen. Für eine Umstellung sollten daher mindestens zwei bis drei Monate eingeplant werden. Damit kann sich der Körper auf neue Gewohnheiten und bestimmte Nährstoffe einstellen. Beginnen Sie **Schritt für Schritt** und versuchen Sie nicht, alles auf einmal zu ändern.

Ein guter Start wäre zum Beispiel **fünf** der beschriebenen Lebensmittel auf die nächste Einkaufsliste zu stellen:

Paranüsse, Granatäpfel, Himbeeren, Ingwer und Olivenöl.

Am Anfang behält man bisherige Speisen einfach bei und integriert nach und nach krebshemmende Lebensmittel, zum Beispiel zwei bis drei Paranüsse pro Woche. Wie erwähnt, sollten diese nicht gemeinsam mit Vitamin C-haltigen Lebensmitteln gegessen werden.

Bei Gelegenheit wird der Selenspiegel im Blut gemessen, damit Sie Gewissheit bekommen, ob er sich innerhalb oder unterhalb des Referenzbereichs befindet.

Granatäpfel und Himbeeren kann man als Zwischenmahlzeit einbauen. Wenn Sie zuvor Salate mit Maiskeim- oder Sonnenblumenöl zubereitet haben, werden diese durch Oliven- oder Rapsöl ersetzt. Nach kurzer Zeit hat man sich an den neuen Geschmack gewöhnt.

Grundsätzlich wird dabei das Ziel verfolgt, den Verzehr von Omega-6-Fettsäuren einzuschränken, um ein Gleichgewicht zu Omega-3 im Körper herzustellen.

Da Ingwertee als Kalt- und Warmgetränk gleichermaßen geeignet ist, passt er in jede Jahreszeit und ist dadurch leicht in die Ernährungsliste aufzunehmen. Je nachdem, wie lange man den Tee stehen lässt, entfaltet er sein Aroma, Intensität und Schärfe.

Mit der Entscheidung, die ersten fünf empfohlenen Naturprodukte regelmäßig auf den Ernährungsplan zu setzen, haben Sie schon einen ersten wegweisenden Grundstein gelegt.

Machen Sie es zur Routine!

Bei zukünftigen Einkäufen werden Sie merken, dass es zur Gewohnheit wird, mit offenen Augen durch einen Supermarkt zu gehen und Ausschau nach krebshemmenden Lebensmitteln zu halten.

Sobald diese fünf Produkte Standard geworden sind, werden zusätzliche mit auf den Speiseplan genommen. Curcuma und die Zutaten für die Brokkolisuppe auf **Seite 64** sind eine perfekte Ergänzung. Auch diese Supernahrungsmittel hat man sehr schnell zum fixen Bestandteil gemacht.

Meine Ernährungsumstellung wurde von Beginn an komplett in einer wöchentlichen **Ernährungsliste** dokumentiert. Diese Aufstellung ist auf **Seite 112** abgebildet. Täglich werden dort jene Lebensmittel markiert, die ich zu mir nehme. Am Ende der Woche wird die Tabelle ausgefüllt in einem Ordner abgelegt - mein Beweis dafür, dass ich in den vergangenen fünf Jahren grundlegende Veränderungen umgesetzt habe.

Ich empfehle auch Ihnen diese Vorgangsweise. Wenn man nach einigen Monaten den Ordner durchblättert, sieht man erst, welche Menge an krebsvorbeugender Ernährung über die Zeit aufgenommen werden kann. Mit jedem Monat wächst das Gefühl, wieder etwas Gutes für seinen Körper getan zu haben und Angstgefühle treten immer weiter in den Hintergrund.

Alle auf einen Blick

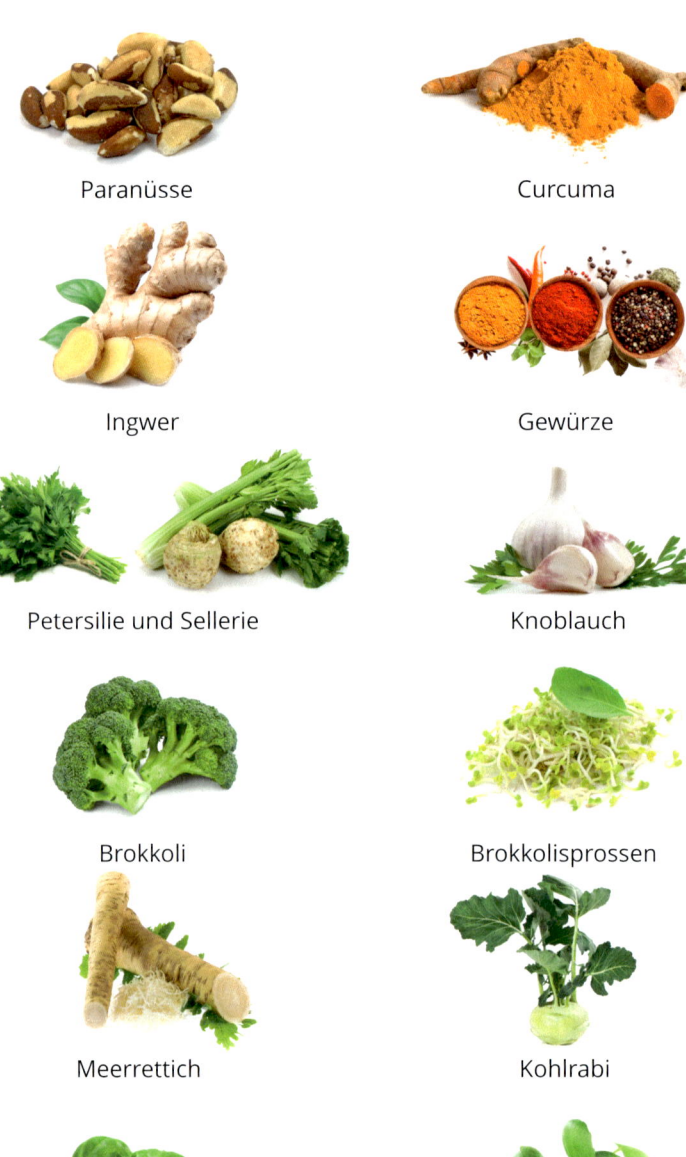

Paranüsse

Curcuma

Ingwer

Gewürze

Petersilie und Sellerie

Knoblauch

Brokkoli

Brokkolisprossen

Meerrettich

Kohlrabi

Rosenkohl

Brunnenkresse

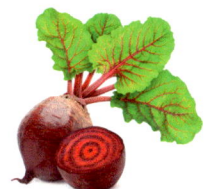
Rote Bete

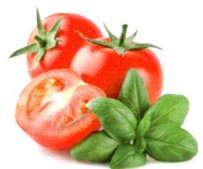
Tomaten

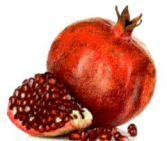
Granatapfel

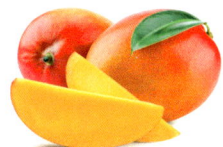
Mango

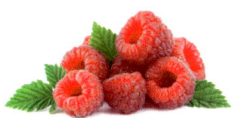
Himbeeren

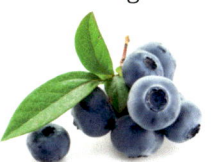
Heidelbeeren

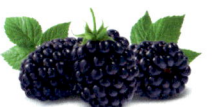
Brombeeren

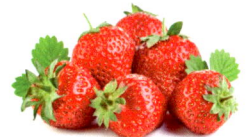
Erdbeeren

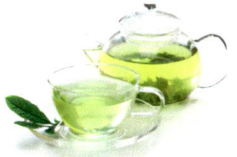
Grüner Tee

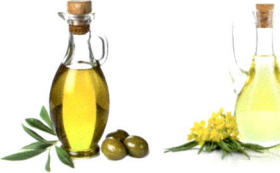
Oliven- und Rapsöl (Omega-9)

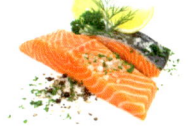
Fisch (Omega-3)

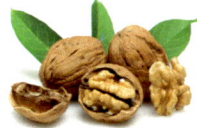
Nüsse (Omega-3)

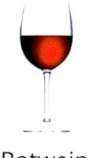
Rotwein

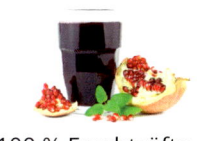
100 % Fruchtsäfte

Wöchentliche Ernährungsliste

Kalenderwoche:							
Produkt	Mo	Di	Mi	Do	Fr	Sa	So
Equinovo							
Curcuma							
Grüner Tee (Sencha)							
Ingwer							
Olivenöl							
Rapsöl							
Brokkolisuppe							
Brokkolisprossen							
Kohlrabi, Herbstrüben							
Rosenkohl							
Brunnenkresse							
Meerrettich							
Knoblauch							
Heidelbeeren							
Himbeeren							
Brombeeren							
Erdbeeren							
Tomaten							
Rote Bete Salat / Rote Bete Saft							
Granatapfel / Granatapfelsaft							
Cranberrysaft							
Aroniasaft							
Mango							
Fisch (Omega-3)							
Walnüsse (Omega-3)							
Paranüsse							
Petersilie							
Sellerie							
Verschiedene Gewürze							
Rotwein 1/8							
Crosstrainer 45 min							
Spaziergang							

Liste leer

Kalenderwoche: 14							
Produkt	Mo	Di	Mi	Do	Fr	Sa	So
Equinovo	I		I		I		I
Curcuma	I		I		I		
Grüner Tee (Sencha)	I		I		I		
Ingwer		I		I		I	I
Olivenöl	I		I		I		I
Rapsöl		I		I		I	I
Brokkolisuppe			I	I			
Brokkolisprossen	I		I	I		I	
Kohlrabi, Herbstrüben				I	I	I	
Rosenkohl						I	I
Brunnenkresse			I	I		I	
Meerrettich	I		I	I			
Knoblauch			I	I			I
Heidelbeeren	I		I		I		
Himbeeren		I		I			I
Brombeeren					I	I	
Erdbeeren	I		I				I
Tomaten			I			I	
Rote Bete Salat / Rote Bete Saft		I		I			
Granatapfel / Granatapfelsaft		I	I	I		I	I
Cranberrysaft		I			I		
Aroniasaft			I		I		I
Mango		I			I		
Fisch (Omega-3)	I						I
Walnüsse (Omega-3)			I			I	I
Paranüsse		I		I		I	
Petersilie		I	I	I			
Sellerie			I	I			
Verschiedene Gewürze		I		I	I		I
Rotwein 1/8		I		I		I	I
Crosstrainer 45 min	I	I		I			
Spaziergang		I	I			I	I

Liste ausgefüllt

Was sollte ich vermeiden? - Warnhinweise

Es gibt einige Lebensmittel, die ich derzeit bewusst vermeide. Laut Studien steht hier nicht eindeutig fest, ob eine Senkung des Risikos für eine Brustkrebserkrankung besteht oder diese Produkte **sogar einen Rückfall fördern würden!** Dazu gehören in erster Linie **Sojaprodukte** und die **Grapefruit**.

Soja

Grundsätzlich haben Frauen, die in ihrer Kindheit viele Sojaerzeugnisse zu sich nahmen, wie dies in östlichen Ländern meistens der Fall ist, ein deutlich niedrigeres Brustkrebsrisiko.
Zudem gibt es positive Untersuchungsergebnisse, die einen Zusammenhang zwischen dem Verzehr von Sojaprodukten und einer Hemmung von Prostatakrebs beschreiben.
Da Soja einerseits aber den Hormonhaushalt beeinflussen und auch die Wirkung von Tamoxifen aufheben kann, raten viele Wissenschaftler derzeit davon ab, nach einer Brustkrebsdiagnose Sojaprodukte zu sich zu nehmen! Hier sind noch weitere Studien erforderlich, um aussagekräftige Empfehlungen geben zu können.

Grapefruit

Die Grapefruit soll zwar laut vielen Berichten eine sehr gesunde Frucht sein, allerdings erhöht sie den weiblichen Östrogenspiegel, was zu einem **30 Prozent erhöhten Brustkrebsrisiko** führt. **Frauen, die an einem hormonabhängigen Brustkrebs erkrankt sind, sollten daher die Zitrusfrucht vermeiden!**
Grapefruit enthält die Stoffe **Naringenin** und **Bergamottin**. Durch diese können eingenommene Medikamente eine unkontrollierte Konzentration im Blut erreichen, was zu schwerwiegenden Wechselwirkungen führen kann!

Wichtige Information!

Wenn Sie bereits an einem hormonabhängigen Brustkrebs erkrankt sind, sollte vorsichtshalber auf Sojaprodukte und Grapefruit verzichtet werden!

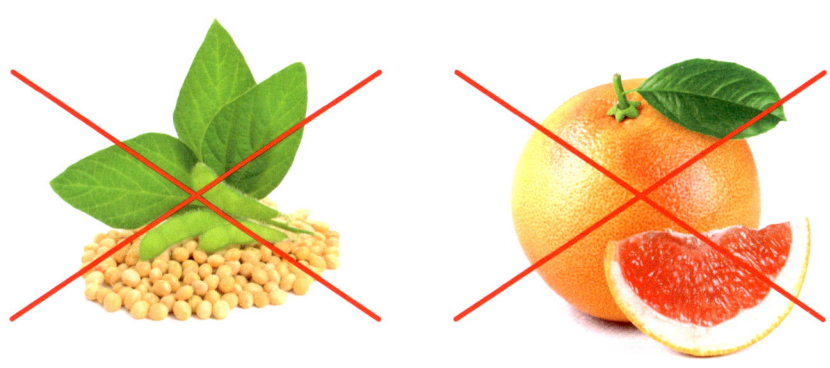

Warnhinweis

Bei der Einnahme von Asthmamitteln mit Theophyllin, sollte unbedingt schwarzer Pfeffer vermieden werden, da das enthaltene Piperin starke Wechselwirkungen mit dem Medikament verursachen kann! Achten Sie auch darauf, keine tanninhaltigen Lebensmittel zu konsumieren, wie z.B. Grüntee, Himbeeren, usw.

Warnhinweis

Vermeiden Sie Rotwein und Käse, bei einer Behandlung mit Antidepressiva (MAO-Hemmer). Dies kann lebensgefährliche Blutdruckkrisen und Hirnblutungen auslösen!

Alle wichtigen Informationen zusammengefasst

Wichtige Information!

Dreimal pro Woche 30 - 45 Minuten Ausdauertraining habe ich bis heute beibehalten. Diese Trainingszeit hat sich bewährt und wird von vielen Sportwissenschaftlern empfohlen. Investieren auch Sie diese Zeit für die Gesundheit und Ihr Wohlbefinden. Schon nach einigen Wochen fühlt man die positiven Effekte!

Wichtige Information!

Krankengymnastik oder ein Spaziergang alleine reichen nicht aus. Ich empfehle Ihnen eine Sportart, bei der Sie auch mal richtig ins Schwitzen kommen! Wie bereits erwähnt, eignet sich hier ein regelmäßiges Training auf dem Crosstrainer hervorragend!

Wichtige Information!

Lassen Sie beim Hausarzt Ihren Selenspiegel messen! Dabei wird Blut abgenommen und in ein Speziallabor gesendet. Nach ca. einer Woche erhält man den Befund, der in Österreich zur Zeit 32,- Euro kostet. Der Test ist jedoch eine gute Investition in Ihre Gesundheit.

Wichtige Information!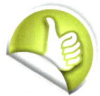

Lycopin ist nur in Fett löslich. Deshalb haben Tomaten alleine und im rohen Zustand verzehrt einen weniger hohen Wert für die Gesundheit. Die Aufnahmefähigkeit im Körper kann erhöht werden, wenn man Tomaten zum Beispiel gemeinsam mit Olivenöl, als selbst hergestelltes Ketchup oder Tomatensauce zu sich nimmt.

Wichtige Information!

Ich nehme drei bis vier Tabletten Equinovo wöchentlich, um meinen Selenspiegel im oberen Bereich des Referenzwertes zu halten.

Wichtige Information!

Das Kochen von Brokkoli zerstört das krebsvorbeugende Sulforaphan bis zu 90 Prozent. Wird Brokkoli aber nur leicht gedämpft, beispielsweise in einem Dampfkocher, kann sogar eine Steigerung der gesundheitsfördernden Inhaltsstoffe erreicht werden. Nimmt man Brokkoli als Beilage zu sich, sollte er außerdem sehr gut gekaut werden, denn dabei werden erst die krebshemmenden Substanzen gebildet bzw. freigesetzt. Da Sulforaphan zu den Antioxidantien gehört und bekannt ist, dass Mikrowellengeräte die Zahl der Antioxidantien in der Nahrung stark reduzieren, ist eine Zubereitung von Brokkoli in der Mikrowelle keinesfalls zu empfehlen!

Wichtige Information!

Überanstrengung ohne ausreichende Ruhephasen machen den schützenden Effekt von Sport wieder zunichte!

Wichtige Information!

Die antioxidativen Eigenschaften von Heidelbeeren und anderen Beeren werden reduziert, wenn man sie gemeinsam mit Milch verzehrt. Es wird empfohlen, Beeren nicht zusammen mit proteinhaltigen Produkten zu sich zu nehmen.

Wichtige Information!

Wenn Sie bereits an einem hormonabhängigen Brustkrebs erkrankt sind, sollte vorsichtshalber auf Sojaprodukte und Grapefruit verzichtet werden!

Alle Tipps für den Verzehr zusammengefasst

Tipp für den Verzehr!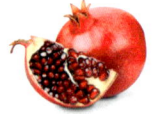

Mit zwei bis drei Paranüssen pro Woche kann der Selenbedarf gedeckt werden. Selenpräparate oder selenhaltige Lebensmittel sollten nicht gemeinsam mit Vitamin C-haltigen Produkten eingenommen werden, weil sonst die Aufnahme des Spurenelements in den Körper verringert sein kann. Mindestens eine Stunde Abstand lassen!

Tipp für den Verzehr!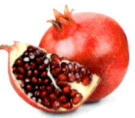

Ich nehme Curcuma dreimal pro Woche zu mir, jeweils nach meinem Ausdauertraining auf dem Crosstrainer:
Einen gehäuften Teelöffel Curcuma und zwei Teelöffel Olivenöl in ein Glas geben, etwas schwarzen Pfeffer dazugeben und verrühren. Dann eine Schale grünen Tee (Sencha) zubereiten und das Ganze trinkfertig vermischen.

Tipp für den Verzehr!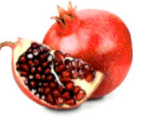

Verfeinern Sie Ihre Speisen mit verschiedenen Gewürzen!

Tipp für den Verzehr!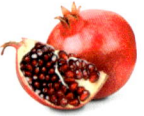

In der Praxis ist der Verzehr von Brokkolisprossen zum Beispiel gemeinsam mit probiotischem Joghurt sinnvoll, um so den krebshemmenden Effekt im Darm zu verstärken.

Tipp für den Verzehr!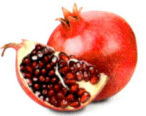

Ich nehme Ingwer mindestens zweimal pro Woche zu mir.

Kleine Ingwerstücke: Ingwer schälen, in kleine Stücke schneiden, pfeffern und essen. Die Schärfe lässt sich reduzieren, wenn man dazu ein Glas kaltes Wasser trinkt!

Ingwertee: Ingwerstücke in einen Topf geben, ca. drei Gläser Wasser dazugeben und am Herd leicht erhitzen, dann mindestens 12 Stunden stehen lassen. Abseihen und trinken.

Tipp für den Verzehr!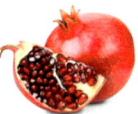

Petersilie pflanze ich in meinem Garten selber an. Auch im Supermarkt ist die Petersilie als Bund oder als Kräutertopf das ganze Jahr über erhältlich. Sie ist als Würze für viele Speisen geeignet. Sellerie wird für meine Brokkolisuppe verwendet.

Tipp für den Verzehr!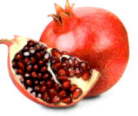

Knoblauch vor dem Verzehr mit einem Messer zerdrücken und 10 Minuten rasten lassen! Dadurch werden die Inhaltsstoffe zusammengeführt, welche die krebshemmenden Substanzen entwickeln.
Ich esse Knoblauch regelmäßig zu verschiedenen Mahlzeiten und füge ihn bei meiner Brokkolisuppe hinzu.

Tipp für den Verzehr!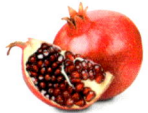

Meerrettich esse ich regelmäßig in geriebener Form oder gebe ihn als Würze in meine Brokkolisuppe.

Tipp für den Verzehr!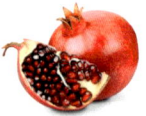

Für Salat verwende ich regelmäßig Kohlrabi. Er wird dazu mit einem Reibeisen grob gerieben, dann werden nach Belieben Cocktailtomaten hinzugegeben, mit Olivenöl und etwas Essig angerichtet. Mit Kümmel, frisch geriebenem Pfeffer und Brokkolisprossen verfeinern. Der Salat passt hervorragend zu Fischgerichten und zu vielen anderen Speisen.

Tipp für den Verzehr!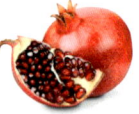

Rosenkohl eignet sich zu allen möglichen Hauptgerichten. Wichtig ist, ihn nicht zu kochen, sondern nur kurz zu dünsten, damit die krebshemmenden Stoffe erhalten bleiben!

Tipp für den Verzehr!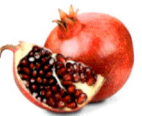

Einen ganzen Brokkoli waschen, die Brokkoliröschen in kleine Stücke teilen. Den Brokkolistiel schälen und ebenfalls zerkleinern. Eine Zwiebel, eine rote Paprika und eine ganze Sellerieknolle verarbeiten und in einem Topf mit etwas Olivenöl glasig anrösten. Die Brokkolistücke dazugeben und schonend dämpfen.
Einen Liter Gemüsebrühe vorbereiten, anschließend alles mit dem Mixstab pürieren. Danach die Suppe erwärmen, nicht kochen!
In die Suppe nach Belieben geriebenen Kohlrabi, Knoblauch und Meerrettich geben. Die Suppe mit selbst gezüchteten Brokkolisprossen und Petersilie servieren. Gewürzt wird mit schwarzem Pfeffer und frisch geriebener Muskatnuss.

Tipp für den Verzehr!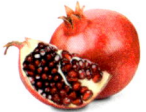

Mit Brunnenkresse kann man vielen Salaten und Speisen eine besondere Note verleihen. Man findet sie das ganze Jahr über am Rand fließender Gewässer.

Tipp für den Verzehr!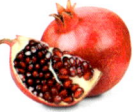

Auch Rote Bete ist ein fixer Bestandteil meiner Ernährung. Ich bereite mit diesem Gemüse einen schmackhaften Salat (roh) zu und trinke regelmäßig 100 % Rote Bete Muttersaft, der in Drogerien, Bioläden oder in Onlineshops erhältlich ist. Diese Rüben sind es wert, ihnen einen Platz im Hochbeet freizuhalten.

Tipp für den Verzehr!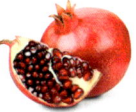

Tomaten und Cocktailtomaten verzehre ich regelmäßig zu Salaten. Ich mache daraus auch Letscho und Saucen.

Tipp für den Verzehr!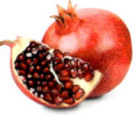

Ich esse zweimal pro Woche die Kerne eines ganzen Granatapfels. Zusätzlich trinke ich regelmäßig 100 % Granatapfelsaft, erhältlich in guten Drogerien, Bioläden oder im Onlinehandel.

Tipp für den Verzehr!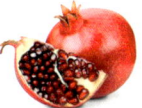

Ich esse ein- bis zweimal pro Woche eine Mango. Die Frucht schmeckt speziell in den heißen Sommerwochen erfrischend und ist eine gesunde Alternative zu kalorienreichen Cocktails und Eis.

Tipp für den Verzehr!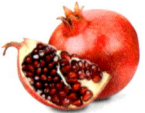

Ich esse ca. 375 g Himbeeren pro Woche, in der Sommersaison auch mehr, denn die Beeren werden aus meinem Garten geerntet.
Es wird oft fälschlicherweise die Meinung vertreten, dass Obst und Gemüse Pestizide enthalten, die Krebs verursachen. Wenn die Lebensmittel gründlich gewaschen werden, überwiegen weitaus die Vorteile der krebshemmenden Inhaltsstoffe!

Tipp für den Verzehr!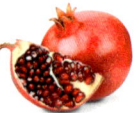

Ich trinke regelmäßig 100 % Muttersäfte aus Granatapfel, Cranberry, Aroniabeere und Rote Bete. Diese sind in guten Drogerien, in Bioläden oder im Onlinehandel erhältlich.

Tipp für den Verzehr!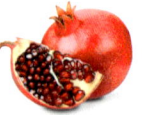

Ich esse ca. 250 g Heidelbeeren pro Woche, abhängig von der Jahreszeit. In den Wintermonaten werden Produkte im Supermarkt gekauft. Im Sommer gibt es in Österreich hervorragende Möglichkeiten, diese Beeren in den Wäldern selber zu pflücken.

Tipp für den Verzehr!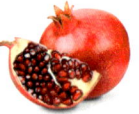

Brombeeren sind leider im Handel nicht regelmäßig erhältlich. Wenn möglich, esse ich ca. 125 - 250 g Brombeeren pro Woche. Auch diese Beere wird mittlerweile in meinem Garten angebaut.

Tipp für den Verzehr!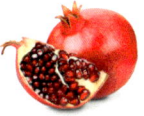

Obwohl ich keine Teeliebhaberin bin, stehen drei Tassen grüner Tee (Sencha) auf der wöchentlichen Ernährungsliste. Aufgrund des Synergieeffektes wird er gemeinsam mit Curcuma getrunken. Es kommt für mich nur offener Tee in Frage, er ist hochwertiger als Teebeutel.

Tipp für den Verzehr!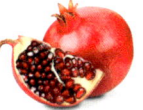

Mais- und Sonnenblumenöl finden keine Verwendung in meiner Küche, ich ersetze diese Öle durch Oliven- und Rapsöl!
Essen Sie regelmäßig Nüsse, sie enthalten hochwertige Fette und Inhaltsstoffe. Ein- bis zweimal pro Woche sollte ein Fischgericht auf dem Speiseplan stehen.

Tipp für den Verzehr!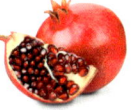

Frisch gepressten Saft sollte man sofort konsumieren. Durch die Einwirkung von Licht, Sauerstoff und Wärme bauen sich manche Inhaltsstoffe ab und der Saft verliert rasch an Gesundheitswert.

Tipp für den Verzehr!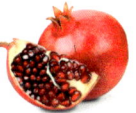

Die schützende Wirkung von Rotwein kommt Ihnen dann zugute, wenn Sie den Genuss auf das sprichwörtliche „Gläschen in Ehren" reduzieren.

Tipp für den Verzehr!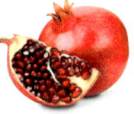

Das Erdbeerland ist speziell im deutschsprachigen Raum ein beliebtes Ziel für die ganze Familie. Auch ich nutze die Gelegenheit, um dort frische Erdbeeren zu pflücken. Mein wöchentlicher Verbrauch liegt bei mindestens 500 g.

Weitere nützliche Tipps

Wenn Sie an Krebs erkrankt sind, gibt es im Umfeld immer wieder Menschen, die Ihnen **die eine** Wunderpille oder einen teuren Wundersaft verkaufen wollen.
Gehen Sie nicht auf solche Angebote ein! Es sind sehr viele Heilmittel im Umlauf, die nicht hinreichend geprüft sind. Alle Produkte die man benötigt, sind im öffentlichen Handel bzw. teilweise in Bioläden oder Online-Shops erhältlich.

Das in diesem Buch vorgestellte Ernährungsprogramm ist eine hervorragende Unterstützung für die Standardtherapie der Schulmedizin.

Allerdings ist es kein Ersatz für eine Krebstherapie!

Schulmedizin und alternative Behandlungsmethoden müssen gleichermaßen effektiv genutzt werden. Nach Rücksprache mit behandelnden Ärzten und Onkologen sollte gemeinsam entschieden werden, welcher Weg für die Therapie gewählt wird.
Es ist aber durchaus Ihr Recht, Entscheidungen kritisch zu hinterfragen. Eine zweite Meinung für Therapievorschläge sollte immer in Erwägung gezogen werden. Helfen Sie vor allem selber aktiv mit, die Krankheit in den Griff zu bekommen!

Wenn zur Standardbehandlung krebshemmende Lebensmittel unterstützend wirken können, wird das Rückfallrisiko verringert und Sie haben bessere Chancen auf eine vollständige und langfristige Genesung.

Auf das Thema der nicht geprüften, alternativen Behandlungsverfahren, die teilweise sehr bedenklich sind, möchte ich im nächsten Kapitel noch etwas näher eingehen.

Kritische Betrachtung einiger alternativer Behandlungsmethoden

Ich habe mich in den Jahren nach meiner Diagnose intensiv mit alternativen Behandlungsmethoden befasst:
Von teuren Entgiftungstherapien mit Kaffeeeinläufen, bis hin zu Fieber- und Frischzellentherapie, von Ozon- bis Magnetfeldtherapie und Homeopathie.
Wenn man betrachtet, mit welchen Mitteln hier zum Teil im Marketing gearbeitet und mit der Angst der Krebspatienten gespielt wird, muss absolut vor solchen Methoden gewarnt werden!
Setzen Sie niemals eine Standardtherapie ab oder legen Sie Ihre Gesundheit in die Hände eines Heilpraktikers, der für einige tausend Euro eine Wunderheilung verspricht.
Dadurch geht Zeit verloren und der Tumor hat vielleicht die Möglichkeit, Metastasen zu bilden und andere Organe zu besiedeln.

Es gibt sehr viele Hinweise darauf, dass Vitamin B17 (Amygdalin oder Laetril) wirksam in der Behandlung von Krebs sein könnte.
Allerdings muss derzeit auch vor Vitamin B17 Präparaten ausdrücklich gewarnt werden! Auch hier gibt es im Internet ein Netzwerk vieler Anbieter von teuren Präparaten, die eine Heilung von Krebs versprechen und die Angst der Krebspatienten zu einem teuren Geschäft machen. Für viele dieser Produkte gibt es keine Studien, die eindeutig eine Wirkungsweise bzw. eine Krebshemmung belegen könnten. Neue Studien über die Wirksamkeit wären hier sehr hilfreich!

Grundsätzlich müssen Nahrungsergänzungsmittel in Bezug auf Krebs sehr kritisch betrachtet werden. Die beschriebenen Inhaltsstoffe der genannten Lebensmittel in Form von Kapseln einzunehmen, ist nicht zu empfehlen. Ein Beispiel sind hier **Beta-Carotin** Präparate, die nachgewiesenermaßen zu einem **erhöhten Lungenkrebsrisiko bei Rauchern führen!**

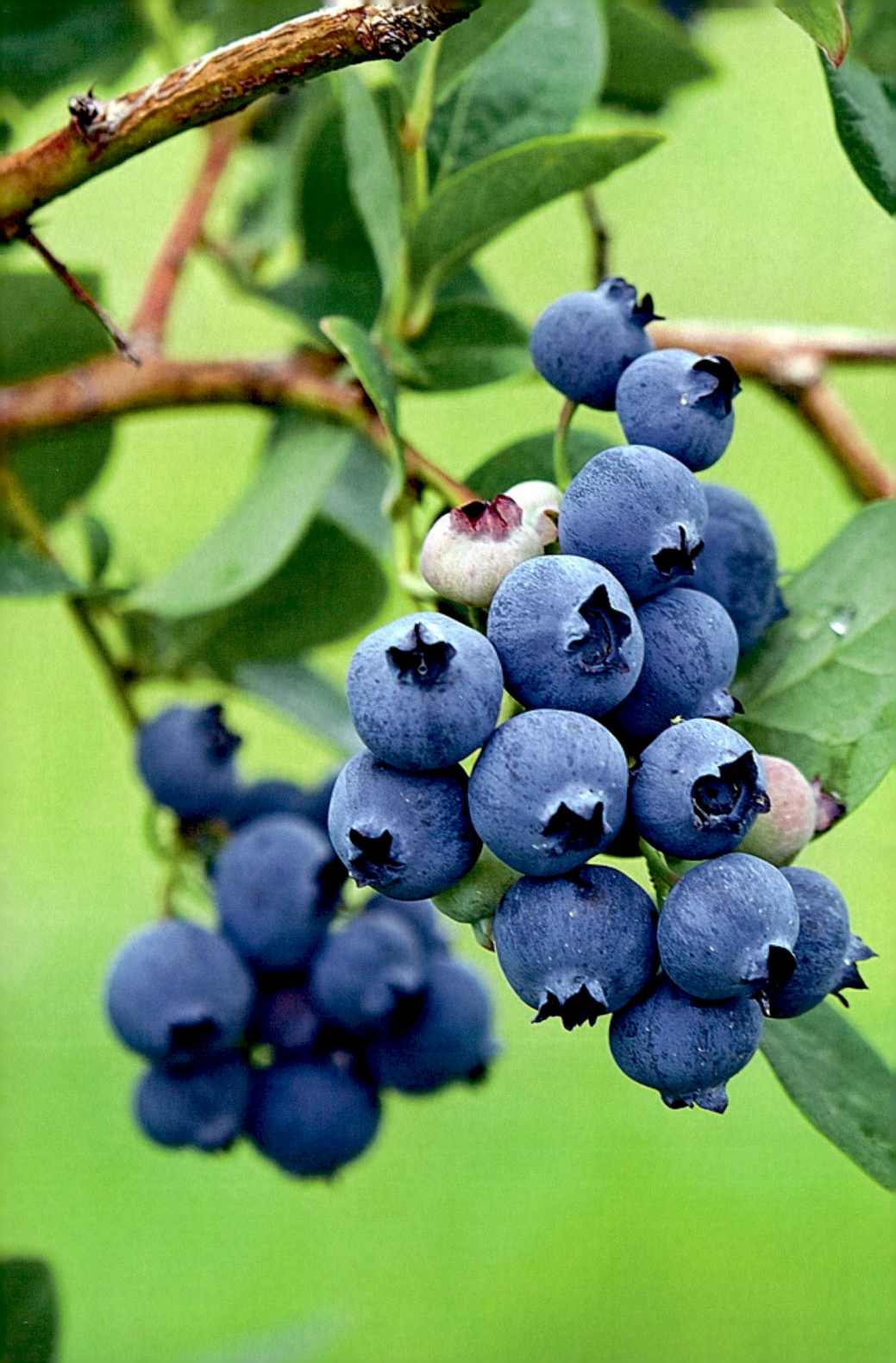

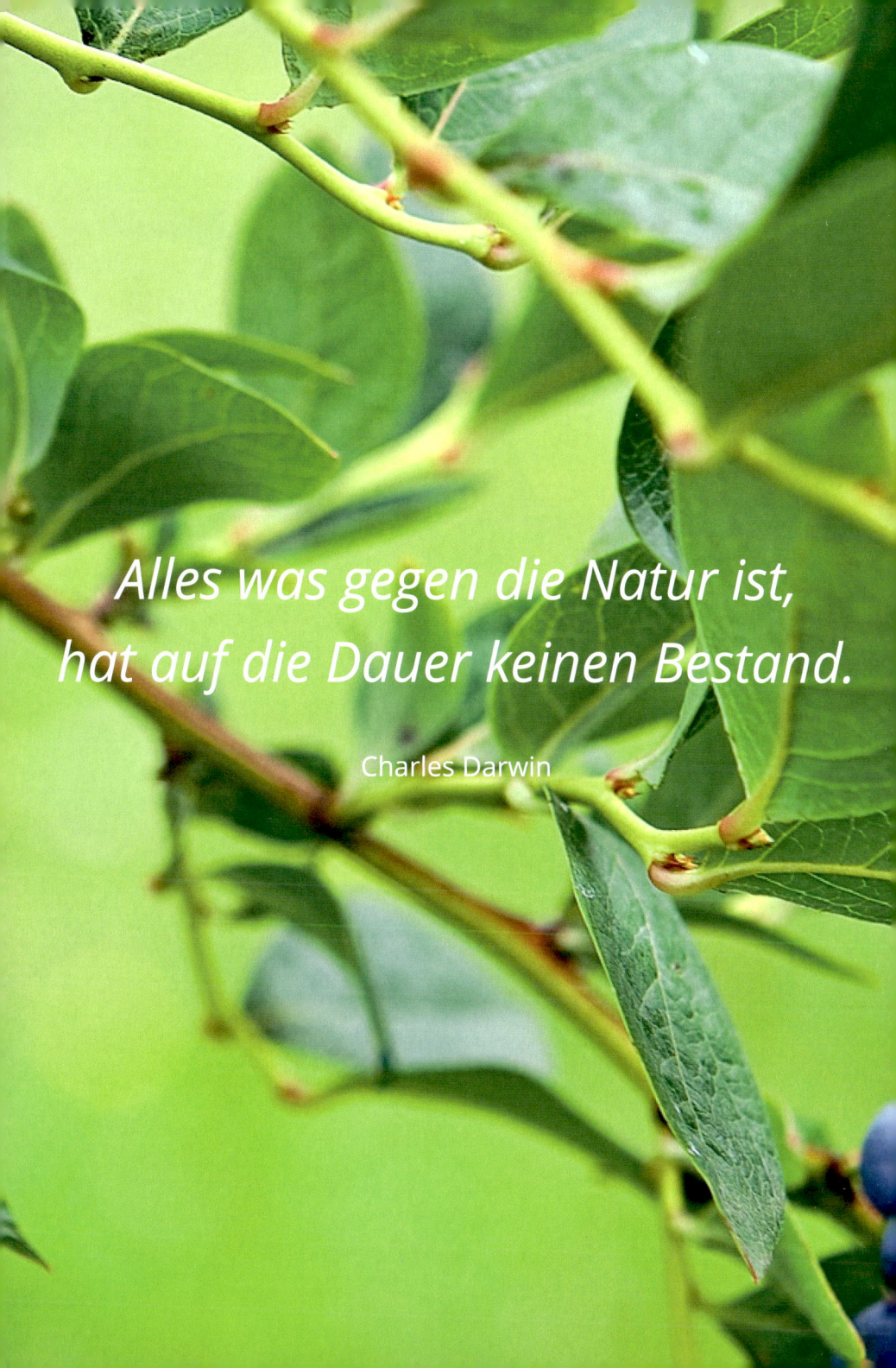

Nachwort

Spätestens jetzt ist Ihnen bewusst, dass Krebs eine Krankheit ist, die sich nicht mit einem einzigen Wundersaft heilen oder verhindern lässt. Viele der Mechanismen bei der Entstehung dieser komplexen und gefürchteten Krankheit sind teilweise noch unerforscht.

Allerdings gibt es eindeutige Hinweise für den Zusammenhang unserer Ernährungs- bzw. Lebensgewohnheiten und der Entwicklung von Krebs. Daten aus Studien und Versuchen haben in den letzten Jahrzehnten beeindruckende Ergebnisse ans Licht gebracht.

Viele unserer Lebensmittel enthalten Inhaltsstoffe, die in unserem Körper aktiv Entzündungen hemmen und gegen eine Krebserkrankung wirken. Weltweit führende Krebsforscher stellen dies in zahlreichen Publikationen laufend unter Beweis.

Auf der anderen Seite überwiegen in unserer modernen Zeit industriell hergestellte Nahrungsmittel, in denen so gut wie keine krebsvorbeugenden Nährstoffe vorkommen. Sie belasten unser Verdauungssystem unnötig und versorgen uns großteils nur mit Omega-6-Fettsäuren, wodurch unser Organismus aus dem Gleichgewicht gebracht wird.

Ich muss ehrlich gestehen, dass erst eine Erkrankung mein Interesse für Anti-Krebs-Ernährung geweckt hat. Gesund zu leben bedeutete früher für mich beispielsweise Gemüse als Beilage zu servieren. *„Gemüse und Salat soll ja gesund sein"*.

Im Überfluss der täglichen Informationen zu unserer Gesundheit erfahren wir leider viel zu selten, welche Nährstoffe uns effektiv vor Krebs schützen.

Das Richtige zu tun ist schwer, wenn man nicht weiß, was richtig ist. Der Fokus der Medien sollte sich dahingehend verändern, den Menschen die wichtige Bedeutung der Ernährung in Bezug auf Krebs zu erklären.

Es geht auch mit Sicherheit nicht darum, sich ausschließlich von den in diesem Buch beschriebenen Produkten zu ernähren.
Auch ich esse gerne Pizza, Nudel- und Fleischgerichte. Neben diesen werden aber seit mittlerweile fünf Jahren gezielt krebshemmende Lebensmittel in meinen Alltag eingebaut. Sie wirken wie eine **„dauerhafte natürliche Chemotherapie"**, die den Organismus gesund hält und vor einem Rückfall schützt.

Finden auch Sie diesen Mittelweg!

„Du bist, was du isst", diesen Spruch kennt jeder. Die Wenigsten wissen allerdings, mit welchen Nahrungsmitteln sie sich an diese Lebensregel halten können.
Die Wichtigsten sind hier in diesem Buch zusammengefasst. Das Beste, was Sie nach derzeitigem Stand der Wissenschaft gegen eine Krebserkrankung tun können, ist diese Produkte regelmäßig zu sich zu nehmen und mäßigen Sport zu betreiben.
Das Wissen darüber, wie wir krebshemmende Lebensmittel effektiv für unsere Gesundheit einsetzen können, wird in Zukunft für jeden Einzelnen somit über ein langes gesundes Leben entscheiden. Es liegt an uns, dieses Wissen weiterzugeben und auch gesunden Menschen die Augen zu öffnen, bevor eine Krebsdiagnose sie vor vollendete Tatsachen stellt. Deshalb würde ich mich sehr freuen, wenn Sie dieses Buch auch an Freunde und Bekannte weiterempfehlen.

Ihnen wünsche ich von ganzem Herzen, dass Sie wieder gesund werden, bei Ihren zukünftigen Einkäufen an mich denken und sich auf jene Nahrungsmittel konzentrieren, die Ihr Körper **unbedingt** benötigt.

Ihre Claudia Priewasser

*Wenn man annimmt,
gesund zu leben,
bedeutet das noch lange nicht,
dass man dabei ist,
das Bestmögliche zu tun,
um wirklich gesund zu bleiben.*

Claudia Priewasser

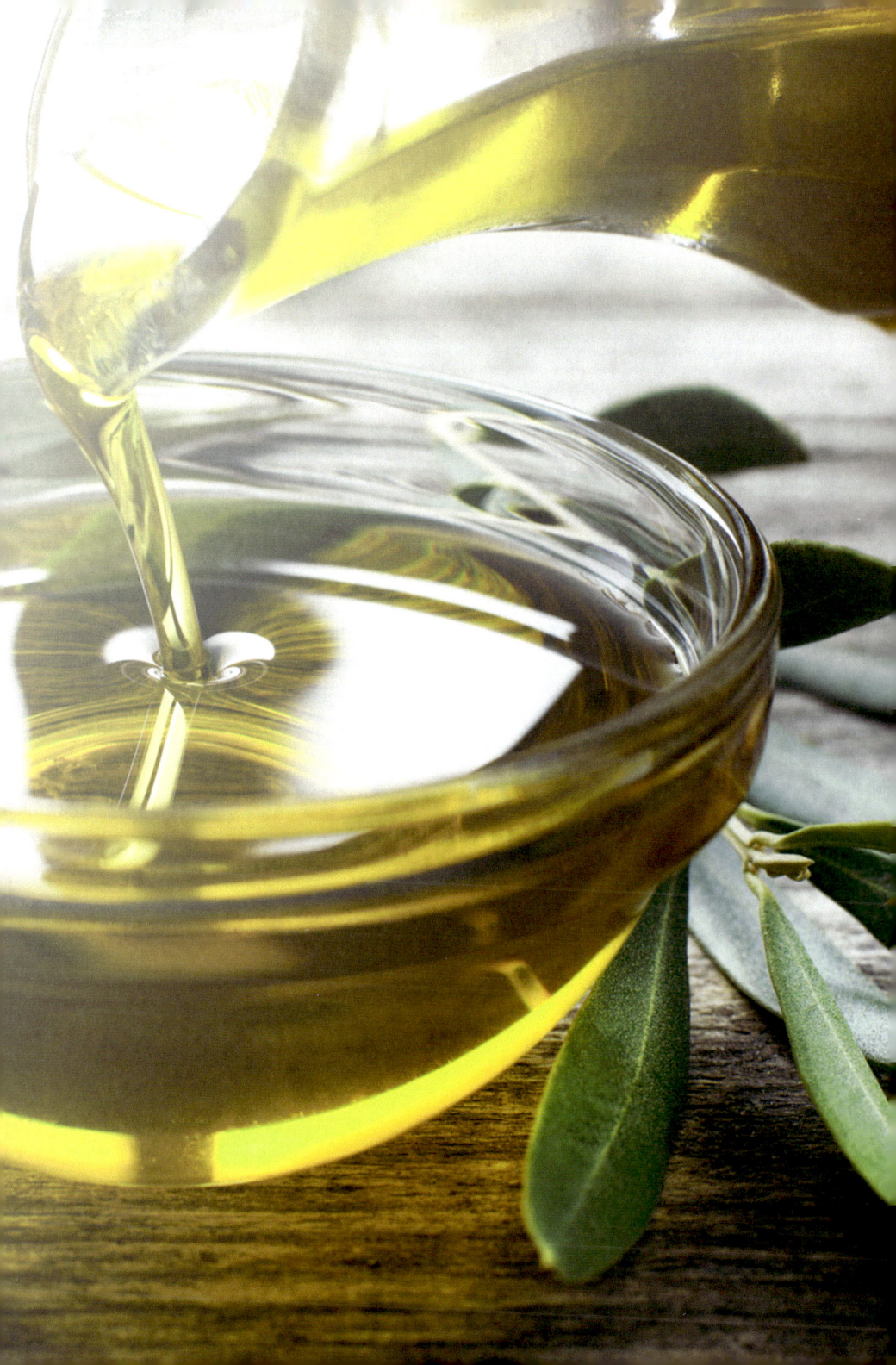

Begriffe in diesem Buch - einfach erklärt

Zoladex: Ein Medikament, das vor allem bei der Nachbehandlung von Brustkrebs eingesetzt wird und die Bildung des weiblichen Sexualhormons Östradiol in den Eierstöcken verhindert.

Tamoxifen: Ein Medikament, das auch bei Brustkrebs zum Einsatz kommt und die Bindung von Östrogen an den Hormonrezeptor der Krebszelle blockiert.

Herceptin: Ein Medikament, das bei einer fortgeschrittenen Brustkrebserkrankung eingesetzt wird.

Aspirin: Ein Medikament, das Acetylsalicylsäure enthält.

Ibuprofen: Ein Antirheumatikum.

MBI (Molecular breasting imaging): Ein neues Verfahren zur Erkennung von Brustkrebs.

Fatigue-Syndrom: Ein Erschöpfungszustand, der bei Krebspatienten häufig nach Strahlen- oder Chemotherapie auftritt.

Fanconi-Anämie: Der Körper ist bei dieser Krankheit nicht in der Lage, DNA-Schäden zu reparieren.

Transkriptionsfaktoren: DNA-bindende Proteine, die auf Gene einwirken.

DNA: Biomolekül und Träger der Erbinformation. (DNS=Deutsche Schreibweise)

NK-Zellen: Natürliche Killerzellen, die in der Lage sind, Tumorzellen und virusinfizierte Zellen zu erkennen und abzutöten.

Apoptose: Programmierter Zelltod.

Angiogenese: Entwicklung von Blutgefäßen, die den Tumor mit Nährstoffen und Sauerstoff versorgen.

p53: Tumorunterdrückendes Protein.

HIF: Hypoxie-induzierter Faktor, der die Zelle mit Sauerstoff versorgt.

Aflatoxine: Natürlich vorkommende Pilzgifte.

Nitrosamine: Chemische Verbindungen, die krebserregend wirken.

Amine: Organische Verbindungen.

Naringenin und **Bergamottin:** Inhaltsstoffe der Grapefruit, die Medikamente stark beeinflussen können.

Selen: Ein essenzielles Spurenelement.

Curcumin: Ein orange-gelber Farbstoff in Curcuma.

Gingerol: Ein Inhaltsstoff im Ingwer, der für Geschmack und Schärfe des Ingwers verantwortlich ist.

Shogaol: Ein weiterer krebshemmender Inhaltsstoff von Ingwer.

Terpene: Chemische Verbindungen, die als sekundäre Inhaltsstoffe in Organismen vorkommen.

Ursolsäure: Ein Anit-Krebs-Molekül in Gewürzen bzw. Lippenblütlern.

Apigenin: Hellgelber Pflanzenfarbstoff, der vor allem in Sellerie und Petersilie vorkommt.

Alliin: Inhaltsstoff im Knoblauch, der sich mit Enzymen zu Allicin abbaut.

Diallyldisulfid: Gelbe Flüssigkeit, die beim Anschneiden von Knoblauch freigesetzt wird und für den typischen Geruch verantwortlich ist.

Sulforaphan: Ein Senföl, das vor allem in Brokkoli, Brokkolisprossen und Kreuzblütlergewächsen vorkommt.

Senfölglycoside oder Glucosinolate: Schwefel- und stickstoffhaltige Verbindungen, die vielen Gemüsesorten den etwas bitteren Geschmack verleihen.

Flavonoide: Sekundäre Pflanzenstoffe bzw. Blütenfarbstoffe.

Antioxidans: Chemische Verbindung, welche die Oxidation anderer Stoffe verhindern kann.

Sinigrin: Senfölglycosid, das im schwarzen Senf und in vielen Kreuzblütlergewächsen (Kohlsorten) vorkommt.

Phenethylisothiocyanat (PEITC): Senföl, das vor allem in Brunnenkresse und in Kreuzblütlergewächsen zu finden ist.

Betanin: Roter Farbstoff in der Roten Bete.

Oxalsäure: Inhaltsstoff der Roten Bete.

Betain (Trimethylgylcin): Stimmungsaufhellender Inhaltsstoff der Roten Bete.

Lycopin: Ein sehr starkes Antioxidans, das in Tomaten vorkommt.

Carotinoide: Natürlich vorkommende fettlösliche Pigmente.

Polyphenol: Aromatische Verbindung bzw. sekundärer Pflanzenstoff.

Ellagsäure: Ein Polyphenol.

Phytoöstrogene: Sekundäre Pflanzenstoffe, die der Struktur von Östrogenen ähnlich sind.

Indol-3-Carbinol (I3C): Senfölglycosid bzw. pflanzliches Wachstumshormon, das vor allem in Kohlsorten vorkommt.

Piperin: Inhaltsstoff im schwarzen Pfeffer, der die Wirkung von Curcumin um ein Vielfaches verstärkt.

Quercetin: Ein gelber Naturfarbstoff aus der Gruppe der Polyphenole.

Kämpferol: Ein natürliches Flavonoid bzw. Phytoöstrogen.

Salicylsäure: Ein Pflanzenhormon.

Folsäure: Ein Vitamin aus dem B-Komplex (B9).

Arginin: Eine Aminosäure, die unter anderem in Walnüssen vorkommt.

Alpha-Linolensäure: Einzige Omega-3 Fettsäure pflanzlicher Herkunft.

Catechine: Sekundäre Pflanzenstoffe.

Epigallocatechin-3-gallat (EGCG): Krebshemmendes Catechin im grünen Tee.

Phytoalexine: Chemische Verbindungen, die von Pflanzen produziert werden, um Infektionen zu hemmen.

Resveratrol: Ein Polyphenol, das in roten Weintrauben und in Rotwein vorkommt.

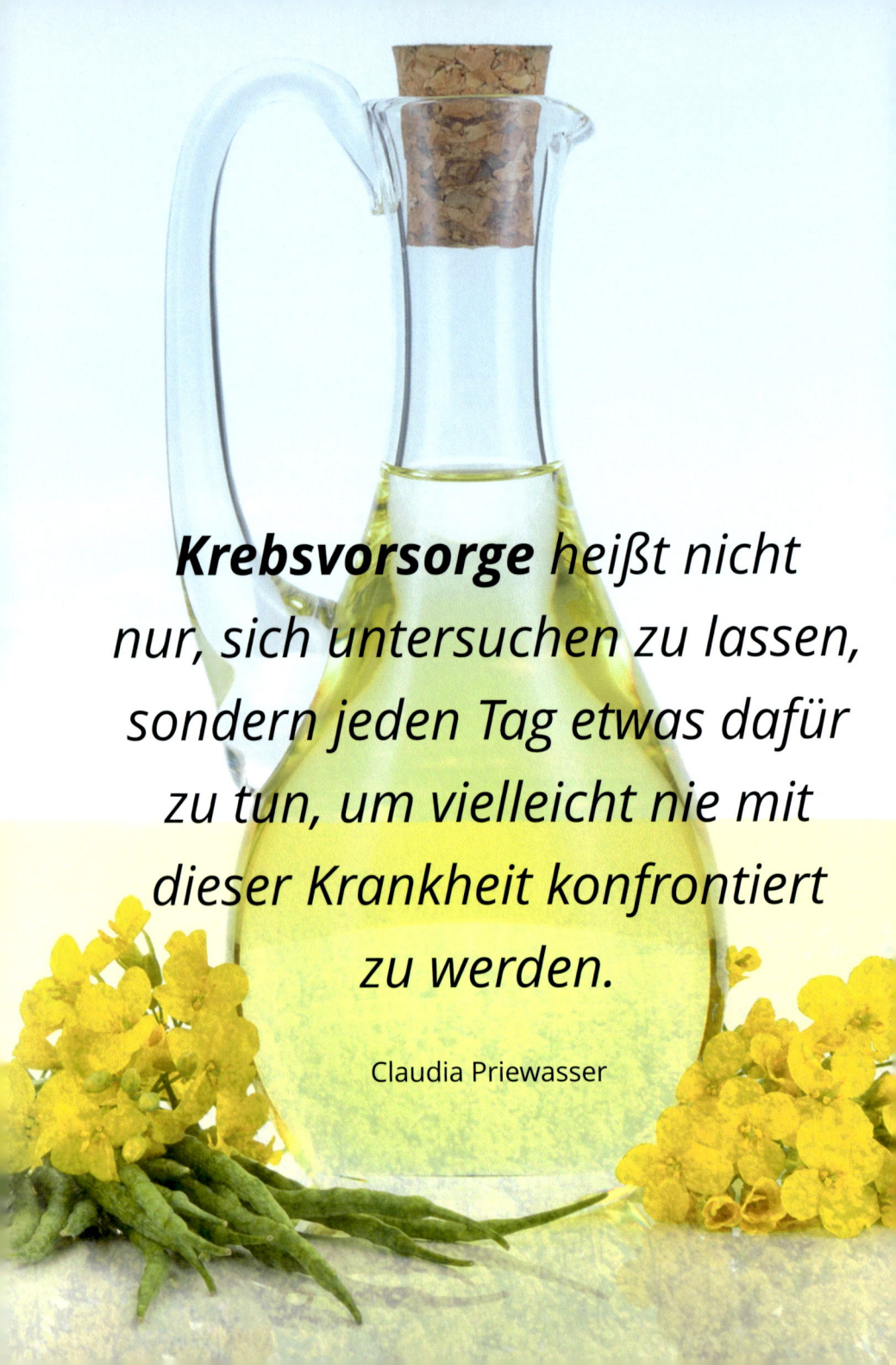

Buchempfehlungen und Links

Prof. Dr. med. Richard Béliveau
Dr. med. Denis Gingras

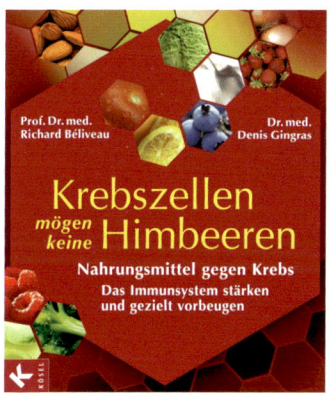

ISBN: 978-3-442-17126-2

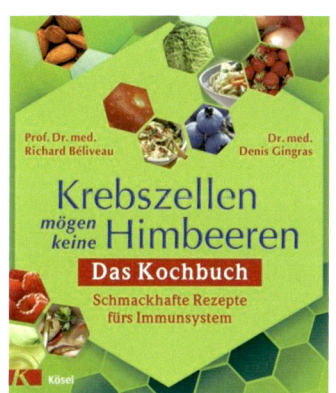

ISBN: 978-3-466-34522-9

Prof. Dr. med. Hans Josef Beuth

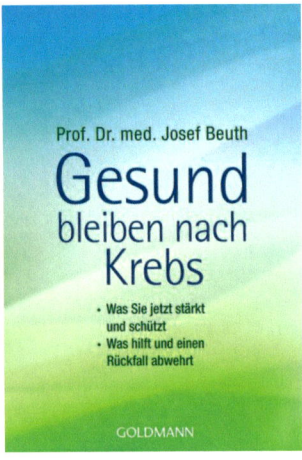

ISBN: 978-3-442-17255-9

https://www.richardbeliveau.org/en/

http://www.iwenv.de/publikationen_buch.html

http://www.diagnosebrustkrebs.at

Quellenverzeichnis

- Physical activity before and after breast cancer diagnosis and survival - the Norwegian women and cancer cohort study Impact of aerobic exercise on tumor oxygenation and perfusion in breast cancer, Jennifer A. Lee, Jennifer Wiggins, and Dietmar W. Siemann

- Krebs und Sport - Bayrische Krebsgesellschaft E.V. https://www.krebsinformationsdienst.de

- http://www.krebsgesellschaft.de

- Krebszellen mögen keine Himbeeren, Prof. Dr. med Richard Béliveau, Dr. med. Denis Gingras, ISBN: 978-3-442-17126-2

- Thomson CD et al., "Brazil nuts: an effective way to improve selenium status." Am J Clin Nutr.

- Gesund bleiben nach Krebs, Prof. Dr. med. Josef Beuth, ISBN: 978-3-442-17255-9

- Yoshizawa K et al., "Study of prediagnostic selenium level in toenails and the risk of advanced prostate cancer." J Natl Cancer Inst.

- American Botanical Council "Curcumin Exhibits Potenzial in the Treatment of Various Chronic Diseases" Barry J, Ramamoorthy A et al., "Determining the Effects of Lipophilic Drugs on Membrane Structure by Solid-State NMR Spectroscopy: The Case of the Antioxidant Curcumin", Journal of the American Chemical Society

- Agarwal R et al., "Detoxification and antioxidant effects of curcumin in rats experimentally exposed to mercury", Journal of Applied Toxicology, Linus Pauling Institute "Curcumin" Life Extension Magazine "The Real Spice of Life"

- Prof. Salman Hyder et al., "Breast Cancer Effectively Treated with Chemical Found in Celery, Parsley by MU Researchers",

- Dr. Michael Ujiki et al., "Apigenin inhibits pancreatic cancer cell proliferation through G2/M cell cycle arrest", Molecular Cancer, Ren HY et al., "Anti-proliferation and chemo-sensitization effects of apigenin on human lung cancer cells", Zhejiang Da Xue Xue Bao Yi Xue Ban

- Jun He et al., "Oral Administration of Apigenin Inhibits Metastasis through AKT/P70S6K1/MMP-9 Pathway in Orthotopic Ovarian Tumor Model", International Journal of Molecular Sciences

- Jin ZY et al., "The protective effects of green tea drinking and garlic intake on lung cancer, in a low cancer risk area of Jiangsu province, China", Zhonghua Liu Xing Bing Xue Za Zhi.

- Wang D, Upadhyaya B, Liu Y, Knudsen D, Dey M. Phenethyl isothiocyanate upregulates death receptors 4 and 5 and inhibits proliferation in human cancer stem-like cells. BMC Cancer. 2015

- Klinikum Uni-Heidelberg, Patientenstudien mit Brokkolisprossen Joshi J Alumkal, MD OHSU Knight Cancer Institut in Portland (Oregon, USA)

- Centers of Disease Control and Prevention, DeKalb County, Georgia, USA

- Cramer J and Jeffery EH Sulforaphane Absorption and Excretion Following Ingestion of a Semi Purified Broccoli Powder Rich in Glucoraphanin and Broccoli Sprouts in Healthy Men Nutr Cancer DOI: 10.1080/01635581.2011.523495

- Devrim E et al., "Is garlic a promising food for benign prostatic hyperplasia and prostate cancer?"

- Giovannucci E et al., "A prospective study of tomato products, lycopene, and prostate cancer risk", J Natl Cancer Inst.,Giovannucci E. "Tomatoes, tomato-based products, lycopene, and cancer: review of the epidemiologic literature"

- Rocha A et. al., "Pomegranate juice and specific components inhibit cell and molecular processes critical for metastasis of breast cancer"

- Paller CJ et. al., "A randomized phase II study of pomegranate extract for men with rising PSA following initial therapy for localized prostate cancer"

- Jeune MA et. al., "Anticancer activities of pomegranate extracts and genistein in human breast cancer cells"

- Anti-Proliferative Activities of Sinigrin on Carcinogen-Induced Hepatotoxicity in RatsMeng Jie, Wan Man Cheung, Vivian Yu, Yanling Zhou, Pak Ho Tong, and John W. S. Ho Salvatore V. Pizzo, Editor

- Kim, H, Banerjee, N, Ivanov, I, Pfent, CM, Prudhomme, KR, Bisson, WH et al.. Comparison of anti-inflammatory mechanisms of mango (Mangifera Indica L.) and pomegranate (Punica Granatum L.) in a preclinical model of colitis. Mol Nutr Food Res. 2016; :. doi: 10.1002/mnfr.201501008. PubMed PMID:27028006 .

- Liu W et al., "Cytosolic protection against ultraviolet induced DNA damage by blueberry anthocyanins and anthocyanidins in hepatocarcinoma HepG2 cells." Biotechnol Lett. 2013 Apr;35(4):491-8. Svobodová A et al., "Bilberry extract reduces UVA-induced oxidative stress in HaCaT keratinocytes: a pilot study." Biofactors. 2008;33(4):249-66.

- https://de.wikipedia.org/wiki/DNA-Schaden

- The impact of the plant lignin secoisolariciresinol diglycoside on preclinical models of estrogen receptor positive breast cancer, LW Bowers, NA Ford, EL Rossi, MG Shamsunder, BF Kimler, CJ Fabian, and SD Hursting

- The Blackberry Fruit: A Review on Its Composition and Chemistry, Metabolism and Bioavailability, and Health BenefitsLydia Kaume, Luke R. Howard*, and Latha DevareddyDepartment of Food Science, University of Arkansas, 2650 North Young Avenue, Fayetteville, Arkansas 72704, United States

- Qing-Yi Lu, Lifeng Zhang, Jennifer K. Yee, Vay-Liang W. Go, Wai-Nang Lee. Metabolic consequences of LDHA inhibition by epigallocatechin gallate and oxamate in MIA PaCa-2 pancreatic cancer cells. Metabolomics, 2014; DOI: 10.1007/s11306-014-0672-8

- Breast Cancer Risk Drops When Diet Includes Walnuts, Marshall Researchers Find

- Resveratrol selectively induces DNA Damage, independent of Smad4 expression, in its efficacy against human head and neck squamous cell carcinoma. Tyagi A1, Gu M, Takahata T, Frederick B, Agarwal C, Siriwardana S, Agarwal R, Sclafani RA.

- Überprüfte Daten aus zahlreichen TV-Dokumentationen.

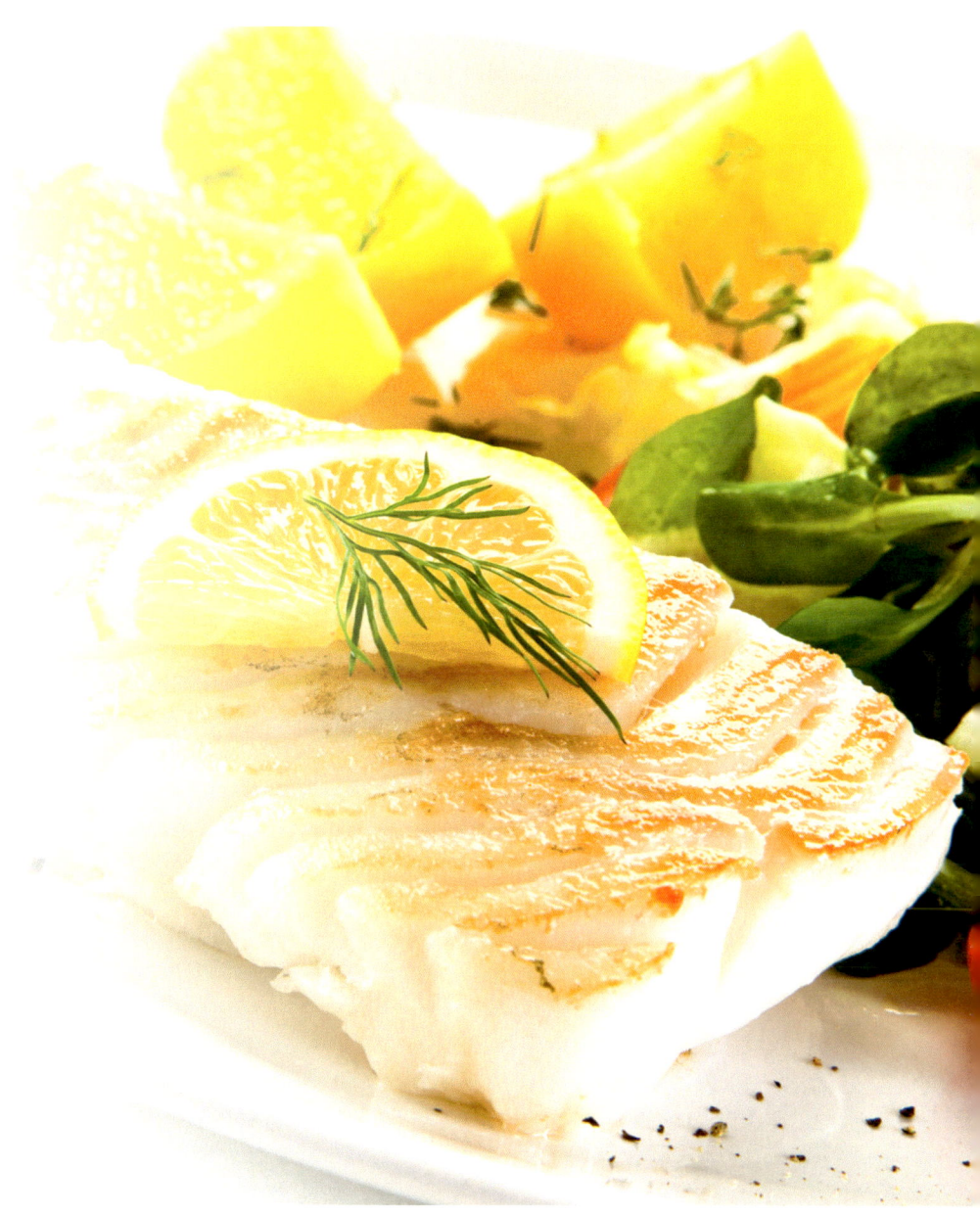

Stichwortverzeichnis

A
Aflatoxin 51, 133
Alkohol 105
Allicin 51, 65, 133
Alliin 51, 133
Alpha-Linolensäure 99, 135
Amine 63, 133
Angiogenese 95, 133
Antidepressiva 115
Apigenin 49, 133
Apoptose 41, 83, 95, 133
Arginin 99, 135
Aroniabeeren 87, 102, 122
Aspirin 83, 132

B
Bauchspeicheldrüse 55
Bergamottin 114, 133
Betain 71, 134
Betanin 71, 134
Brokkoli 54, 55, 64, 65, 66, 67, 117, 120, 134
Brokkolisprossen 56, 57, 60, 64, 66, 67, 118, 120, 134
Brokkolisuppe 48, 50, 58, 64, 65, 67, 109, 119
Brombeeren 86, 87, 122
Brunnenkresse 68, 69, 121

C
Carotin 73, 125, 134
Curcuma 34, 42, 43, 45, 47, 67, 92, 109, 118, 123, 133
Curcumin 43, 66, 67, 93, 133

D
Darmbakterien 57
Depressionen 71
Diallyldisulfid 51, 134

DNA 43, 49, 59, 65, 69, 85, 105, 132

E

Ellagsäure 83, 87, 135

Epigallocatechin-3-gallat 93, 135

Erdbeeren 88, 89, 123

F

Fanconi-Anämie 105, 132

Fatigue-Syndrom 31, 132

Fisch 60, 98, 99, 120, 123

Flavoniode 59, 134, 135

Folsäure 71, 89, 135

Fruchtsäfte 102, 103

G

Gewürze 46, 47, 118

Gingerol 45, 133

Glucosinolate 59, 61, 63, 69, 134

Granatapfel 24, 67, 76, 77, 83, 87, 102, 121, 122

Grapefruit 114, 115, 116, 133

Grüner Tee 42, 66, 92, 93, 118, 123, 135

H

Heidelbeeren 84, 85, 117, 122

Herbstrüben 61

Herceptin 87, 132

HIF 69, 133

Himbeeren 67, 82, 83, 108, 122

I

Ibuprofen 83, 132

Indol-3-Carbinol (I3C) 61, 135

Ingwer 44, 45, 47, 108, 109, 119, 133

K

Kämpferol 87, 135

Knoblauch 50, 51, 64, 119, 120, 133, 134
Kohlrabi 60, 61, 64, 120
Krankengymnastik 32, 116
Kreuzblütler 55, 59, 61, 63, 134

L

Lippenblütler 47
Lycopin 73, 117

M

Mango 78, 79, 121
MBI 77, 121
Meerrettich 58, 59, 64, 66, 119, 120
Mikrowelle 54, 117

N

Naringenin 114, 133
Nitrosamine 51, 133
NK-Zellen 95, 132

O

Olivenöl 34, 42, 64, 73, 98, 99, 108, 117, 118, 120
Omega-3 95, 99, 108, 135
Omega-6 95, 99, 108
Omega-9 95, 99
Oxalsäure 71, 134

P

Petersilie 48, 49, 64, 119, 120, 133
Phenethylisothiocyanat 69, 134
Piperin 67, 135
Polyphenole 79, 85, 103, 135
Phytoalexine 105, 135
Phytoöstrogene 87, 135
p53 41, 63, 133

Q

Quercetin 87, 135

R

Radikale 59, 83, 85
Rapsöl 99, 108
Raucher 51, 69, 125
Resveratrol 105, 135
Rosenkohl 62, 63, 120
Rote Bete 70, 71, 102, 121, 122
Rotwein 104, 105, 123, 135

S

Salicylsäure 87, 132, 135
Selen 38, 39, 40, 41, 108, 116, 118, 133
Sellerie 48, 49, 64, 119, 120, 133
Senföl 57, 59, 61, 63, 134, 135
Shogaol 45, 133
Sinigrin 63, 134
Soja 114, 115, 116
Sport 28, 30, 31, 32, 116, 129
Sulforaphan 54, 55, 57, 65, 117, 134

T

Tamoxifen 21, 114, 132
Theophyllin 115
Terpene 47, 133
Tomaten 60, 72, 73, 117, 120, 121, 134
Transkriptionsfaktoren 43, 132
Trimethylglycin 71, 134

U

Ursolsäure 47, 133

V, W, Z

Vitamin B17 (Amygdalin, Laetril) 125
Walnüsse 98, 99, 135
Zoladex 21, 132